急性呼吸道传染病防治手册

主　编　欧阳新平　何平平　王　刚

主　审　贺卫国（南华大学附属公共卫生医院）

顾　问　刘　永（南华大学）
　　　　张天成（南华大学）

副主编　刘　勇　代艳丽　左垿莲

编　委（按姓氏笔画排序）

王　刚（南华大学附属第一医院）　　尹珊辉（南华大学附属第一医院）

左垿莲（南华大学）　　　　　　　　代艳丽（南华大学）

朱　崎（永州职业技术学院）　　　　伍　春（南华大学）

刘　勇（南华大学）　　　　　　　　江丽萍（南华大学）

李　卓（南华大学附属第一医院）　　李　辉（南华大学）

李俊宜（南华大学）　　　　　　　　杨春菊（南华大学）

何平平（南华大学）　　　　　　　　何逢玲（南华大学）

张杨恺（南华大学）　　　　　　　　张满燕（南华大学附属第一医院）

陈　歆（湖南中医药高等专科学校）　陈业史（南华大学）

陈金智（南华大学）　　　　　　　　欧　瑜（永州职业技术学院）

欧阳新平（南华大学）　　　　　　　周伟蓉（南华大学）

周孝元（南华大学）　　　　　　　　周赛冬（长沙泰和医院）

胡　密（南华大学）　　　　　　　　贺才琼（南华大学）

莫文娟（南华大学）　　　　　　　　顾洪丰（南华大学）

郭潇潇（南华大学）　　　　　　　　廖慧颖（常德市第一人民医院）

秘　书　陈金智　江丽萍

插　画　戴　盼　陈晴园　谭　丽　刘贝至
　　　　易方舟（南华大学数字插画工作室）

科学出版社

北　京

内 容 简 介

急性呼吸道传染病是由病毒、细菌、支原体等病原体从呼吸道感染侵入、传播而引起的急性呼吸系统疾病。流行性感冒、新型冠状病毒肺炎、严重急性呼吸综合征（SARS）、人感染高致病性禽流感和中东呼吸综合征（MERS）等，都属于急性呼吸道传染病。除此之外，常见的风疹、麻疹、水痘、猩红热等也属于急性呼吸道传染病。本书以图文并茂的形式从疾病的发病原因、流行病学特点、临床表现、治疗方案以及如何预防等方面介绍了 13 种急性呼吸道传染病，以期能够提高民众对急性呼吸道疾病的认知水平及预防应急能力。

本书可供普通大众阅读，也可供急性呼吸道传染病患者及家属参考。

图书在版编目（CIP）数据

急性呼吸道传染病防治手册 / 欧阳新平，何平平，王刚主编 . —北京：科学出版社，2021.11

ISBN 978-7-03-070338-5

Ⅰ . ①急… Ⅱ . ①欧… ②何… ③王… Ⅲ . ①呼吸道感染—传染病防治—手册 Ⅳ . ① R183.3-62

中国版本图书馆 CIP 数据核字（2021）第 216339 号

责任编辑：周　园 / 责任校对：王晓茜
责任印制：李　彤 / 封面设计：陈　敬

科学出版社 出版

北京东黄城根北街 16 号
邮政编码：100717
http://www.sciencep.com

北京中科印刷有限公司 印刷

科学出版社发行　各地新华书店经销

*

2021 年 11 月第 一 版　开本：720×1000 1/16
2023 年 11 月第三次印刷　印张：11
字数：202 000
定价：**69.80 元**
（如有印装质量问题，我社负责调换）

前　言

2020 年是载入历史的一年，全国抗疫感动中国。在为国家感到骄傲的同时，疫情的突然出现并迅速扩大也让我们深刻认识到提高公众对急性呼吸道传染病的防治认知极为重要。因此，为科学指导公众认识和预防急性呼吸道传染病，提高自我防范意识和能力，我们组织编写了《急性呼吸道传染病防治手册》，包括流行性感冒、新型冠状病毒肺炎、猩红热、百日咳、SARS 等十三种公众熟知的急性呼吸道传染病，主要针对公众的常见疑问，采用通俗易懂的语言和图文并茂的表达方式向公众普及科学防治知识。

虽然本书在编写过程中几易其稿，编者们多次互审和修稿，但受编写水平所限，书中疏漏之处在所难免，恳请广大读者批评指正。

衷心感谢各位编者为本书出版所付出的辛苦劳动。本书由南华大学和南华大学健康文化宣传与研究基地支持出版。

欧阳新平

2021 年 5 月

目　录

第一章　认识急性呼吸道传染病

1　什么是急性呼吸道传染病？

急性呼吸道传染病是病毒、细菌、支原体等病原体从呼吸道侵入、感染而引起的急性呼吸系统疾病，多发于冬、春两季，有传播迅速、流行性强的特点。

急性呼吸道传染病一般起病急，临床表现主要为发热、畏寒、流涕、头痛、全身乏力等，还可伴有咽痛、咳嗽、鼻塞、流涕等呼吸道症状和（或）呕吐、腹泻等消化道症状。严重者可出现急性呼吸窘迫综合征、器官衰竭、休克，甚至导致死亡。

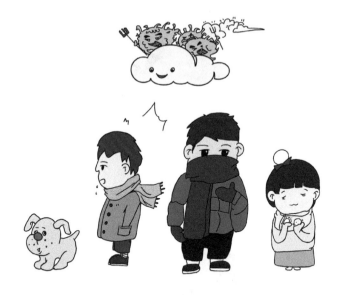

2　急性呼吸道传染病有哪些种类？

流行性感冒（简称流感）、新型冠状病毒肺炎（COVID-19）、严重急性呼吸综合征（SARS）、人感染高致病性禽流感和中东呼吸综合征（MERS）、百日咳、麻疹、流行性脑脊髓膜炎等都属于急性呼吸道传染病。

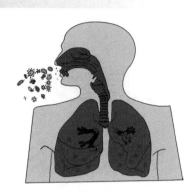

3 什么是病原体?

　　病原体是指造成机体致病的微生物和寄生虫的统称,其中微生物占绝大多数,包括细菌、病毒、立克次氏体、支原体、衣原体、真菌等;寄生虫主要有原虫和蠕虫。病原体属于寄生性生物,所寄生的自然宿主为动植物和人。能感染人的微生物超过400种,它们广泛存在于人的口、鼻、咽、消化道、泌尿生殖道以及皮肤中。

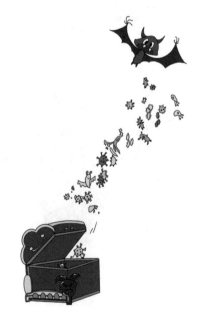

4 常见的呼吸道病原体有哪些?

　　引起急性上呼吸道感染常见的病原体主要有病毒和细菌。病毒包括呼吸道合胞病毒、腺病毒、鼻病毒、甲型流感病毒、乙型流感病毒等病毒病原体；细菌包括流感嗜血杆菌、肺炎链球菌、溶血性链球菌等细菌病原体。

  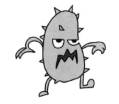

5 该类疾病如何传播？

传播途径主要包括空气（飞沫、尘埃）传播和接触传播。

空气传播：患者或病原体携带者在呼气、打喷嚏或咳嗽时，病原体经口鼻排出，易感者吸入后可引起感染；接触传播：易感者直接或间接接触携带病原体的分泌物、血液、体液或排泄物时，有可能造成感染。

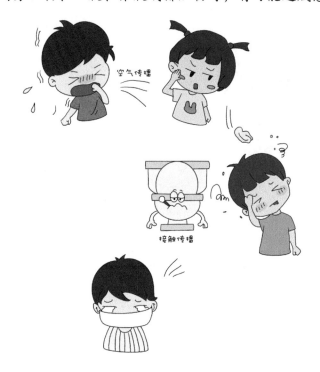

6 什么是流行病？

流行病指能在较短的时间内广泛蔓延、感染众多人口的传染病，如流行性感冒、脑膜炎、霍乱、SARS、禽流感、COVID-19 等。

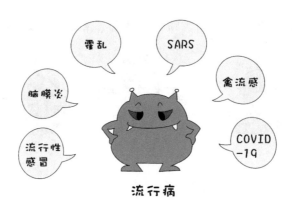

7 形成流行的条件有哪些？

传染病形成流行的条件：传染源、传播途径、易感人群。传染病的流行过程又受自然因素和社会因素的影响和制约。

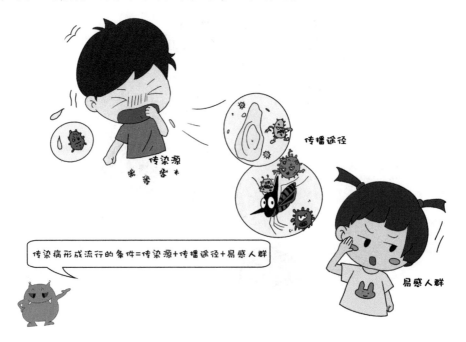

8 什么是家庭聚集性病例？

家庭聚集性病例指在较短时间内，在家庭小范围内出现2例及2例以上相同病原体感染的确诊病例，且病例间存在因密切接触导致的人际传播可能性或因共同暴露而感染的可能性。

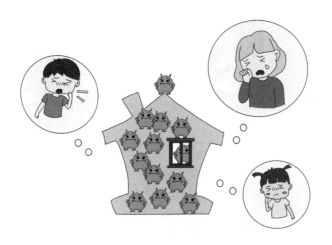

9 如何避免家庭聚集性发病?

（1）无家人感染时，家庭预防措施：①疫情期间尽量避免前往人员密集、空气流动性差的公共场所或参加人员聚集活动，减少感染风险。②居室保持清洁，勤开窗，多通风，每日通风2～3次，每次不少于30分钟。③保持良好卫生和健康习惯。家庭成员不共用毛巾、口杯等，保持家居、餐具清洁。④主动做好个人及家庭成员的健康监测。家庭备置体温计、一次性口罩、家庭消毒用品，废弃口罩丢弃于专用收集箱。⑤随时保持手卫生。减少接触公共场所的物品；饭前、便后、外出后、进食前、咳嗽或打喷嚏后、双手弄脏后、制备食品前后及期间、接触动物后应立即用洗手液和流动水洗手，或用含乙醇手消毒剂进行手消毒；双手减少接触口、鼻、眼，打喷嚏或咳嗽时应掩口鼻，不随地吐痰，口鼻分泌物用纸巾包好，弃置于有盖垃圾桶内。⑥外出佩戴口罩。外出前往公共场所、乘坐公共交通工具等时，可佩戴普通医用口罩，外出就医时应佩戴医用外科口罩。

（2）有家人感染时，家庭处理措施：①出现症状的家庭成员应佩戴口罩尽快就医，与无症状的其他家庭成员保持距离，避免近距离接触，条件允许情况下单间居住。②若家庭中有人被确诊，其他家庭成员如果经判定为密切接触者，应及时报告社区工作人员并配合接受集中隔离观察。③居家隔离观察的，应尽量与家人分住所居住或分房居住，单间隔离，并做好日常消毒。同房居住的全部家庭成员都要戴好口罩，减少与隔离人员的接触，关闭中央空调，坚持开窗通风。④防护消毒要到位。家庭成员要避免接触可疑症状者身体分泌物，对有症状的家庭成员经常接触的地方和物品进行消毒；不要共用个人生活用品，分餐进食，对门把手、桌椅等重点部位用75%乙醇或含氯消毒液擦拭消毒。

不扎堆

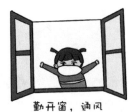

勤开窗，通风

不共用个人生活用品

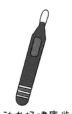

主动做好健康监测

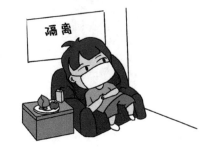

隔离

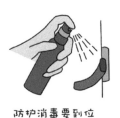

防护消毒要到位

随时保持手卫生

外出戴口罩

10 什么是"超级传播者"？

世界卫生组织提出，把病毒传染给10人以上的患者被称为超级传播者。

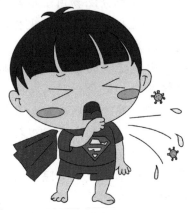

超级传播者

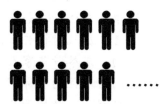

传染10人以上

11 什么是潜伏期?

潜伏期是指人体感染的病毒、细菌或者其他病原体潜伏于人体,没有任何症状的这段时间。例如最常见的普通感冒,无论是病毒感染或者细菌感染,一般潜伏期在3～7天。各种传染病的潜伏期不同,数小时、数天、数月甚至数年不等。

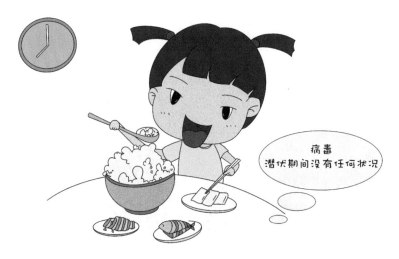

12 居家隔离观察应该注意什么?

居家隔离观察者原则上不得外出,并通知朋友、亲戚不要来探访。如果因疾病等特殊原因必须外出,需经居家观察管理人员批准,并要佩戴一次性医用口罩,不得去人群密集场所。在衣食住行方面要做到以下几点。

(1)居家隔离观察者要有相对独立的居住和活动空间,做好居室通风,与家庭其他成员之间尽量避免近距离的接触(保持1米以上的距离),实行分餐制。

(2)尽量使用带卫生间的独立房间。如必须与其他人员共用卫生间时,应分时段使用,用后通风并消毒。

(3)所有家庭成员佩戴口罩,连续使用4小时后需更换,遇有潮湿或污染的情况要立即更换,不要重复使用。

(4)餐具、水杯、毛巾、牙刷、床上用品等生活用品实行专人专用。使用这些物品后,应彻底清洗,每日消毒。

(5)落实消毒措施。居家隔离观察者使用的餐具应煮沸消毒,用过的毛巾要用开水煮烫。桌、椅、门把手等易接触的物体表面及地面,应及时消毒并用清水擦拭干净(操作时应戴橡胶手套)。

（6）讲究个人卫生，不随地吐痰，咳嗽、打喷嚏时用纸巾、毛巾遮住口鼻；口鼻分泌物应用纸巾包裹后丢入带盖垃圾桶内；随时保持手卫生，饭前便后、咳嗽或打喷嚏后、佩戴口罩前后和收拾垃圾后，及时用肥皂、含有乙醇的洗手液和清水洗手。

（7）口罩使用后要放进专用垃圾桶中，垃圾桶应及时清理。

（8）按要求做好身体状况监测并做好记录，主动向居住地所在社区（村）报告情况。

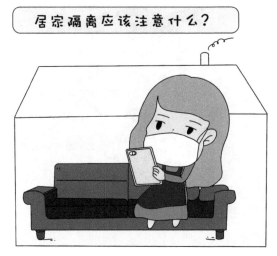

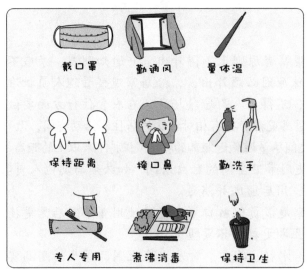

13 无症状感染者应如何避免传播他人？

（1）尽量减少与其他人员的接触，不组织或参加聚会、集会、聚餐，尽量不去人群密集或空气流动性差的公共场所，出门时必须佩戴口罩。

（2）居家时做好通风、消毒工作，勤洗手、勤擦拭、勤通风。经常触碰的地方及物品要每天擦拭消毒至少2次，每天用消毒水擦拭或冲洗浴室和厕所表面至少1次；房间要勤开窗通风，每日开窗通风至少2次，每次至少30分钟。

（3）保持距离，减少近距离（1～2米）接触，避免共用物品。

（4）餐具等个人用品专人专用，56℃以上煮沸30分钟。在封闭空间里尽量不要进食，进食前用肥皂或消毒液做好手部清洁，减少接触传染。

（5）出现症状时要做好隔离，及时就医治疗。

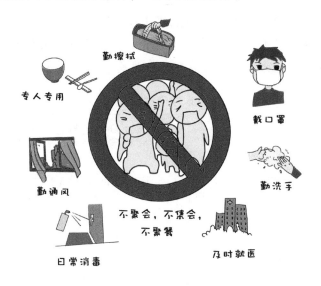

勤擦拭　专人专用　戴口罩　勤通风　勤洗手　不聚会，不集会，不聚餐　日常消毒　及时就医

14 家庭消毒应注意什么？

（1）消毒方法应注意：①餐饮具和茶具首选物理消毒。煮沸15～30分钟，或按说明书使用高温消毒箱（柜）消毒；也可使用含氯消毒剂（有效氯浓度250～500mg/L）浸泡30分钟后，再用清水漂洗干净。②物体表面先用消毒剂擦拭。对台面、门把手、电话机、开关、热水壶把手、洗手盆、坐便器等经常接触的物体表面，可使用含氯消毒剂（有效氯浓度250～500mg/L）擦拭，作用30分钟，再用清水擦净。③地面可使用含氯消毒剂（有效氯浓度250～500mg/L）用拖布湿式擦拭，作用30分钟，再用清水洗净。④普通织物先用消毒剂浸泡再漂洗干净。对毛巾、衣物、被罩等可使用含氯消毒剂（有效氯浓度250～500mg/L）浸泡30分钟，再用清水漂洗干净。注意含氯消毒剂对织物有漂白作用，也可采用其他衣物消毒液（按说明书使用）。⑤84消毒液和洁厕灵不能同时使用。两者相遇后，会迅速发生化学反应产生黄绿色刺激性的氯气，对眼睛黏膜和皮

肤有高度刺激性，严重时可以腐蚀肺泡，造成呼吸困难或肺水肿。

（2）酒精消毒应注意：①酒精擦拭比喷洒更安全。使用酒精消毒，应采取擦拭方式，严禁喷洒，因为酒精遇到明火很可能立即引燃。②用酒精消毒前，要注意清除周边的易燃及可燃物，给电器表面消毒前应先关闭电源。③酒精着火一定不要用水泼。如突发意外、引发小面积着火，不要慌张，应立即用湿毛巾、湿衣物等进行覆盖灭火，严禁使用水泼或者干毛巾、干衣物覆盖等方式进行扑灭，这样很可能扩大火势；在室外遇酒精燃烧，可使用沙土等进行覆盖式灭火。④酒精存放要密封、避光、远离明火。酒精是易燃易挥发液体，居民在家中使用酒精消毒时，建议购买小包装的医用酒精。酒精每次使用后必须立即将容器上盖封存，严禁敞开放置。在存储时要密封好、远离明火，避光存放在安全的地方，不要放在阳台、灶台、暖气等热源环境中。

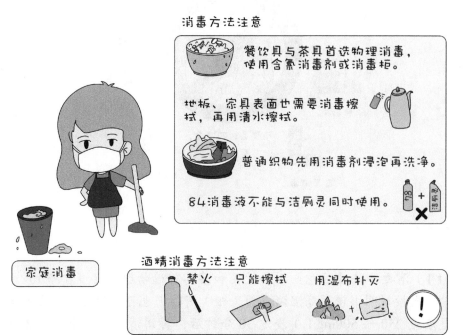

消毒方法注意

餐饮具与茶具首选物理消毒，使用含氯消毒剂或消毒柜。

地板、家具表面也需要消毒擦拭，再用清水擦拭。

普通织物先用消毒剂浸泡再洗净。

84消毒液不能与洁厕灵同时使用。

家庭消毒

酒精消毒方法注意

禁火　　只能擦拭　　用湿布扑灭

15 如何有效做到个人防护？（怎样正确洗手和佩戴口罩？）

（1）正确洗手

1）先用洁净流动水打湿双手，将消毒液或洗手液挤在一只手掌心，按下列步骤搓手：①掌心相对，手指并拢，互相揉搓；②掌心对手背，沿指缝相互揉搓；③掌心相对，双手交叉，沿指缝相互揉搓；④弯曲各手指关节，双手相互揉搓，交换进行；⑤一手握另一手拇指旋转揉搓，双手交换进行；⑥一手指尖并拢，放在另一手掌心旋转揉搓，双手交换进行；⑦旋转揉搓手腕，双手交换进行。

2）消毒液覆盖双手所有部位，并一直揉搓约20秒。

3）洁净流动水充分冲洗双手。

4）干净毛巾或纸巾擦干，或在空气中晾干双手。

（2）正确佩戴口罩

1）选择口罩：根据防护级别从高到低排序为N95型口罩（医用防护口罩）＞医用外科口罩＞普通医用口罩＞其他各式"三无"口罩。

2）医用外科口罩佩戴：①将手洗净擦干，认清口罩内外。颜色深的是正面，正面朝外，鼻夹金属条在上；②确定口罩内外后，将两端的绳子挂在耳朵上，覆盖住鼻、口和下巴；③双手指尖压紧鼻梁两侧的金属条，使口罩上端紧贴鼻梁；④检查效果：用力呼吸，如口罩随着呼吸起落就表示严实了。

3）摘口罩：摘口罩时，双手同时摘下口罩系带，尽量避免触碰外面（已附着细菌、病毒），拎着系带将口罩扔入垃圾桶，再洗手。

4）口罩更换与保存：建议2～4小时更换1次口罩，如口罩变湿或被污染应及时更换；保存时，将接触口鼻的白色面朝里对折，放入清洁的自封袋内。

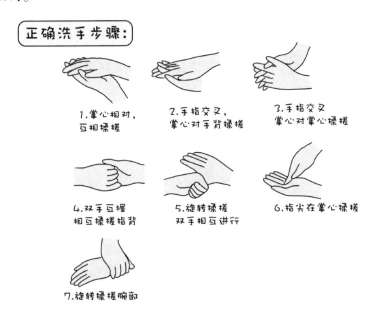

正确洗手步骤：

1.掌心相对，互相揉搓

2.手指交叉，掌心对手背揉搓

3.手指交叉，掌心对掌心揉搓

4.双手互握相互揉搓指背

5.旋转揉搓双手相互进行

6.指尖在掌心揉搓

7.旋转揉搓腕部

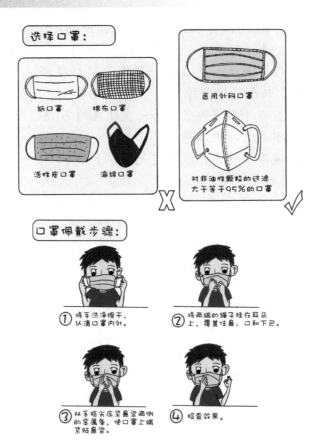

16 哪些人群是可疑暴露者?

可疑暴露者是指暴露于被病毒污染过的物品或环境中,而在暴露的同时又没有做好防护措施的人。

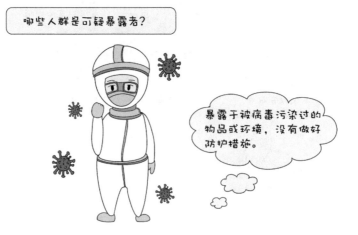

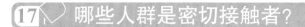

17 哪些人群是密切接触者？

密切接触者是指与病例（包括疑似、确诊、无症状感染病例）接触，但又没有采取有效防护措施的人员。密切接触的形式包括共同工作、生活和学习等。常见密切接触者：

（1）医院内的接触，如对患者进行诊疗护理的医护人员、在病房内照顾患者的亲属或同病房的其他人员等。

（2）交通工具上的接触，如和患者乘坐了同一交通工具并且有近距离接触的人员。

（3）现场调查人员，调查后经评估认为符合产生密切接触条件的人员。

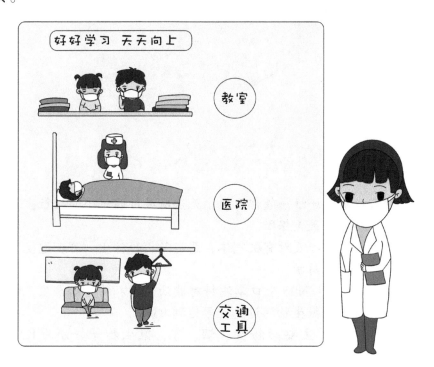

18 感染病原体后为什么会发热？

当人体感染病原体后，病原微生物的代谢产物或其毒素会被人体免疫系统中的树突状细胞或者巨噬细胞所识别，后者会产生并释放内源性致热源（如前列腺素 E_2、白细胞介素 1、白细胞介素 6 和肿瘤坏死因子等），通过血脑屏障作用于体温调节中枢，通过神经细胞引发交感神经系统兴奋，释放大量兴奋性物质，使身体产生一系列复杂的生理应激反应，如棕色脂肪细胞产热增加、血管收缩阻止热量散失、肌肉当中的肌细胞不自主颤抖等，最终促使人体局部或者全身发热。

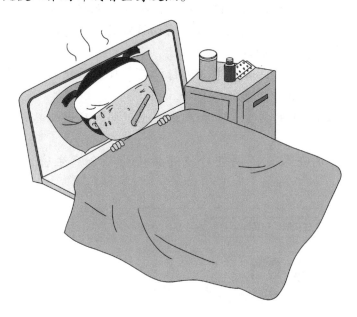

19 常用口罩有哪些种类？

（1）纱布口罩：纤维一般都很粗，无法有效过滤较小的微粒，鼻孔两侧容易漏气，防护效果无保障。

（2）活性炭口罩：吸附有机气体、恶臭及毒性粉尘，可在遭受毒气突然袭击时提供暂时性防护。

（3）N95 型口罩：N95 型口罩滤料对非油性颗粒物，如粉尘、酸雾、漆雾、细菌、真菌等微生物的过滤效率达到 95%。

（4）防尘口罩：主要防粉尘、烟、雾、微生物等。分为 KN100、KN95 和 KN90 等级，其中 KN100 等级可以有效预防超微粉尘率达99.97% 以上。

（5）防毒口罩：主要防有毒气体和有毒粉尘。

（6）医用外科口罩：虽然避免感染功效不如 N95 型口罩，但也可抵抗液体、过滤颗粒物和细菌、病毒等。

（7）防油烟口罩：主要防油烟、油雾，同时可防粉尘、烟、雾、微生物等。分为 KP100、KP95 和 KP90 等级，其中 KP100 等级可以有效预防超微粉尘率达 99.97% 以上。

（8）日用防护型棉布口罩：主要用于防雾霾。

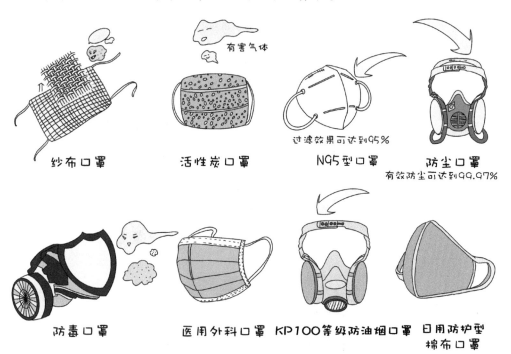

纱布口罩　　　　活性炭口罩　　　　N95型口罩　　　　防尘口罩

过滤效果可达到95%　　有效防尘可达到99.97%

防毒口罩　　　医用外科口罩　　KP100等级防油烟口罩　　日用防护型棉布口罩

有害气体

20 口罩可以消毒后再利用吗？

应尽量避免重复使用一次性口罩。

口罩能有效阻挡细菌、病毒、飞沫和微尘，主要是依靠其过滤层，过滤层的材料是经高温熔喷产生的超细纤维。若使用消毒剂或者热水对口罩浸泡消毒，有可能会破坏口罩的过滤层，过滤层破坏后就达不到过滤效果、失去阻挡细菌和病毒的作用。

对一次性医用外科口罩或 N95 型口罩消毒，可将紫外消毒灯挂在衣柜上，把需进行消毒的口罩挂在衣架上消毒 30 分钟。即便紫外线可以对口罩进行消毒，也应尽量避免重复使用一次性口罩。因为一次性口罩的过滤层阻隔病毒的效能不是无穷无尽的，当大量病毒和细菌颗粒堵塞过滤层时，这个口罩也不能用了。

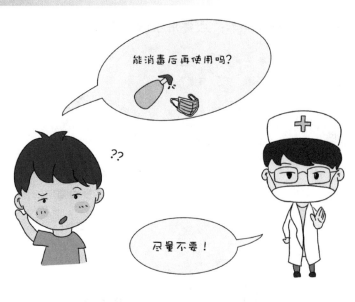

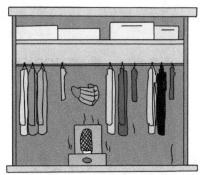

21 如何正确处理使用后的口罩?

第一步: 拉住口罩挂绳, 从面部取下, 从外部依次捏住口罩上下两个小角, 向内对折两次。

第二步: 形成长条后, 再次沿口罩中间对折。

第三步: 折叠到最小后, 用口罩本身的系带系好。

第四步: 将折叠好的口罩放置在小塑料袋中, 再次系好, 丢弃。

第五步: 在正确处理丢弃口罩后, 要及时用肥皂和清水清洗双手。

对于存在发热、咳嗽、咳痰、打喷嚏症状的人, 或接触过此类人群的人, 要将口罩先丢至其他垃圾(干垃圾)桶, 再使用5%的84消毒液按照1∶99配比后, 洒至口罩上进行处理; 如无消毒液, 也可使用密封袋、保鲜袋, 将口罩密封后丢入其他垃圾(干垃圾)桶, 普通居民用过的口罩, 应直接投放至"其他垃圾(干垃圾)"收集容器。

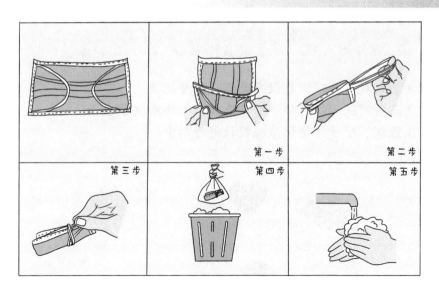

第一步 第二步
第三步 第四步 第五步

22 感染流感病毒多久后会发病?

易感人群感染了流感病毒，潜伏期一般为 1～7 天，多数为 2～4 天，多数不会当日就起病。感染以后通常有以下的表现：畏寒高热，体温可达 39～40℃，多伴头痛、肌肉关节酸痛、极度乏力、食欲减退等全身症状，常有咽喉痛、干咳，可有鼻塞、流涕、胸骨后不适等。颜面潮红，眼结膜外眦轻度充血，少部分的还会有肺炎、腹泻甚至中毒休克表现。

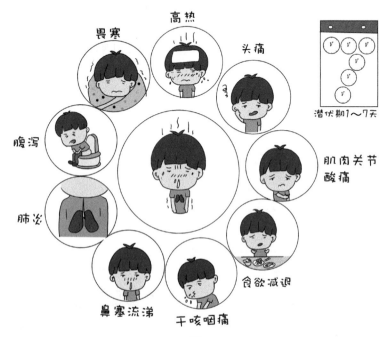

17

23 发热患者居家隔离中应重点监测什么?

(1) 密切观察体温,建议每天至少测量两次。

(2) 是否有胸闷、气短,呼吸急促、心率增快等症状。

(3) 腹泻、呕吐等消化系统症状是否加重。

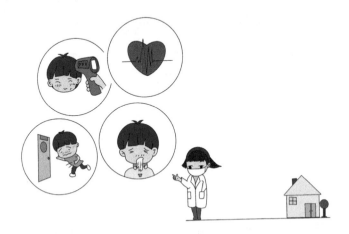

24 发热患者居家隔离中出现异常症状应该怎么处理?

(1) 如果出现以下情况,建议到定点医院、发热门诊就诊。

1) 出现发热(体温 > 38℃)持续 2 小时以上不退。

2) 伴有呼吸困难、明显的胸闷气喘。

(2) 若出现呼吸频率 ≥ 30 次 / 分,伴呼吸困难及口唇发绀等表现,须拨打 "120",由急救医护人员转运到定点医院、发热门诊救治。

发热是最常见的症状,对于平时身体健康的普通成人来说,发热达到38℃更有警戒意义,如果有 "发热＋呼吸困难",就要格外当心。

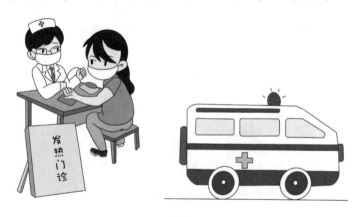

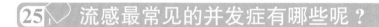

25 流感最常见的并发症有哪些呢？

（1）肺炎。流感病毒通常只会感染上呼吸道，导致患者出现咳嗽、咳痰等症状；但如果患者的免疫力较差，病毒很可能会向下蔓延，就会引起肺部感染造成肺炎。

（2）鼻炎、鼻窦炎。当流感病毒向上逆行侵入鼻窦之后，就会引起鼻炎和鼻窦炎，会严重影响鼻腔通气环境。

（3）中耳炎。口腔、鼻腔和耳道是相通的，如果流感病毒向两侧蔓延，将会导致耳部被感染引起中耳炎。中耳炎导致患者出现耳道疼痛、听力下降等症状，甚至还可能造成听力障碍。

（4）脑膜炎。年龄较小的婴儿感染流感病毒若没有及时治疗，会导致高热，很可能会损伤大脑的神经细胞，影响中枢神经系统，造成脑膜炎。

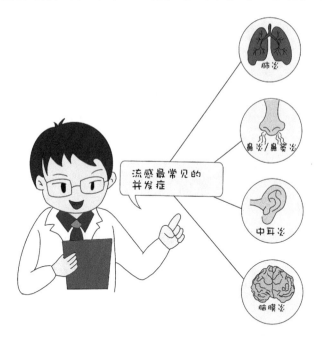

（欧阳新平　江丽萍　刘勇）

19

第二章　流行性感冒

① 什么是感冒?

感冒是一种常见的急性上呼吸道病毒感染性疾病，多由鼻病毒、副流感病毒、呼吸道合胞病毒、腺病毒、冠状病毒等引起，主要表现为鼻塞、流涕、咳嗽、头痛等。感冒并没有被列入传染病的范畴。

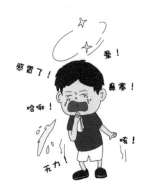

② 什么是流行性感冒?

流行性感冒简称流感，是由流感病毒引起的急性呼吸道传染病，具有传染性强、传播速度快的特点，一般好发于冬、春季节。

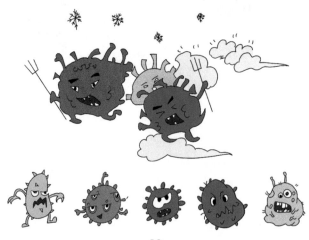

3 流行性感冒的真凶是谁？

流行性感冒是由流感病毒引起的。流感病毒是一种 RNA 病毒，因为容易发生抗原变异，因此易导致流感的反复流行。

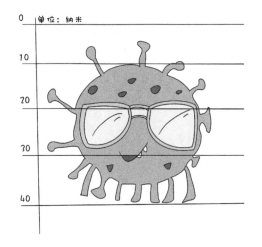

通缉

类型：RNA

特征：强传染

性格：狡猾

容易发生抗原变异

4 流感病毒长什么样子？

流感病毒呈球状或丝状，由包膜、基质蛋白及核心组成，核心包含病毒RNA，具有特异性，基质蛋白则像房子一样，维系病毒空间结构并保护病毒核心。

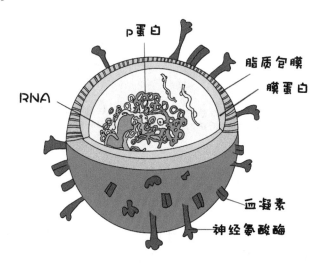

5 流感和普通感冒有什么区别？

普通感冒　　　　　　　　　**流感**

区别之一：感染的病毒不同

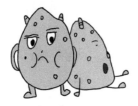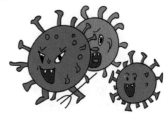

区别之二：症状不同

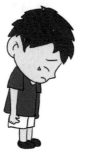乏力
鼻塞
没精神

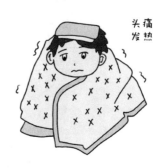头痛
发热

区别之三：传染性不同

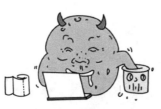

普通感冒较流行性感冒
传染性弱，机体抵抗力
下降时易感染

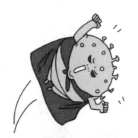

流行性感冒病毒传染性
极强，在世界范围内广
泛传播

6 流感病毒有哪几类？

　　根据感染对象不同，流感病毒可以分为人、马、猪和禽流感病毒等。人流感病毒，又根据基质蛋白的不同抗原性，分为甲、乙、丙（即 A、B、C）三种类型，三者间没有交叉免疫。甲型流感病毒又有 H 和 N 两个亚型，

其中 H 亚型有 18 种（H1 ～ H18），N 亚型有 11 种（N1 ～ N11）。病毒分型与病毒的名称联系密切，如我们熟知的甲型 H1N1、H5N9、H9N2 等。其中甲型流感病毒最容易发生变异，且传染性较强，我们熟知的流感大流行多由甲型流感病毒引起。

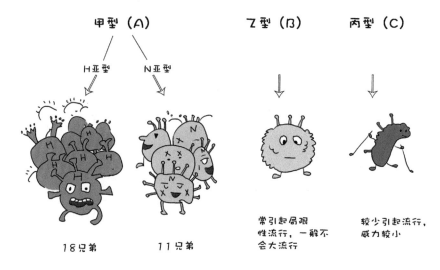

7 流感病毒通过哪些方式传播？

流感病毒主要通过飞沫传播和接触传播，可借助日常用品、玩具等物品进行扩散。

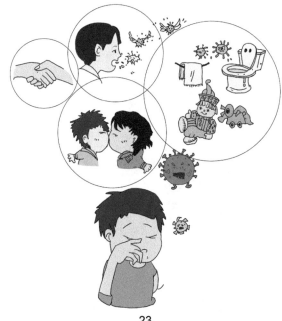

8 哪些人容易感染?

流感病毒具有普遍易感性，但是对孕妇、儿童、婴幼儿、老年人、慢性病患者等人群的危害尤为严重，因此该类人群更应注意流感的预防。

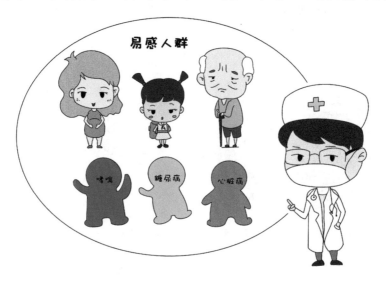

9 流感病毒怎么导致发病呢?

流感病毒可以进入呼吸道，在人体细胞内复制，新的病毒不断释放，侵袭正常细胞，导致细胞变性、坏死、溶解、脱落，引起炎症，从而引起一系列临床症状。

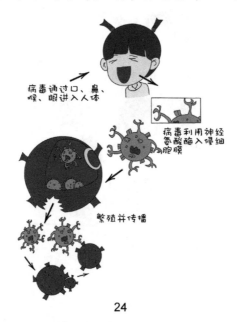

10 流感有什么症状？

（1）典型流感：有乏力、高热、寒战、头痛、全身酸痛等，可能伴有咽痛、流涕、干咳等。

（2）轻型流感：有轻、中度发热，呼吸道症状轻，2～3天可自愈。

（3）肺炎型流感：多见于老年人、婴幼儿、慢性病患者及免疫力低下者。病初类似典型流感，1天后迅速恶化，出现高热（腋温＞38.1℃）、咳嗽、呼吸困难、发绀等症状。

（4）其他类型：除有流感症状外，可能伴有呕吐、腹泻等消化道症状。

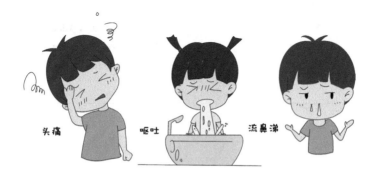

头痛　　　呕吐　　　流鼻涕

11 流感症状和普通感冒症状有什么不同？

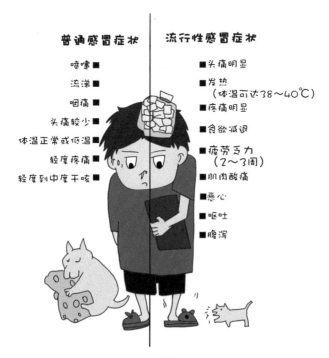

普通感冒症状

- 喷嚏■
- 流涕■
- 咽痛■
- 头痛较少■
- 体温正常或低温■
- 轻度疼痛■
- 轻度到中度干咳■

流行性感冒症状

- ■头痛明显
- ■发热（体温可达38～40℃）
- ■疼痛明显
- ■食欲减退
- ■疲劳乏力（2～3周）
- ■肌肉酸痛
- ■恶心
- ■呕吐
- ■腹泻

12 出现哪些流感典型症状和持续症状时，需要去看医生？

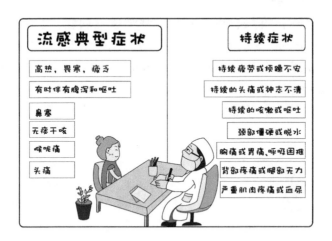

13 医学观察中应该注意些什么？

（1）避免外出。

（2）每日至少测量体温 2 次，关注自身是否出现发热、咳嗽等症状。

（3）注意手部卫生。

（4）每天开窗通风至少 2～3 次，每次不少于 30 分钟，有条件者要单独居住，与家人同住者，保持 1 米以上的距离。

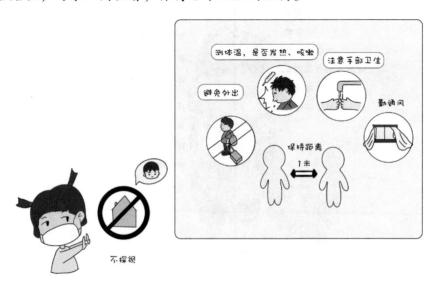

14 怎样确诊流感?

伴有流感临床表现,具有以下一种或一种以上检测结果阳性:

(1)流感病毒核酸检测阳性。

(2)流感病毒分离培养阳性。

(3)急性期和恢复期双份血清的流感病毒特异性IgG抗体水平呈4倍或4倍以上升高。

(4)抗原检测:起病3天内进行,荧光抗体检测抗原呈阳性。

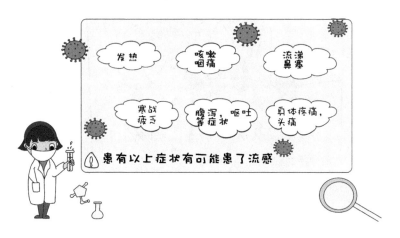

怎么判断是否患了流感?

发热　咳嗽咽痛　流涕鼻塞

寒战疲乏　腹泻,呕吐等症状　身体疼痛,头痛

患有以上症状有可能患了流感

15 出现哪些情况必须住院治疗?

(1)基础疾病明显加重,如慢性阻塞性肺疾病、糖尿病、慢性心功能不全、慢性肾功能不全、肝硬化等。

(2)符合重症或危重流感诊断标准。

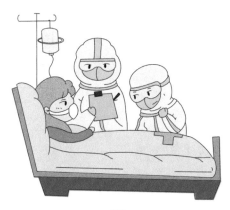

16 流感如何治疗？

（1）一般治疗：多饮水，卧床休息，高热者可服用解热镇痛药物。

（2）抗病毒治疗：金刚烷胺能够抑制甲型流感病毒复制，奥司他韦能够抑制甲、乙型流感病毒释放，从而减少传播。

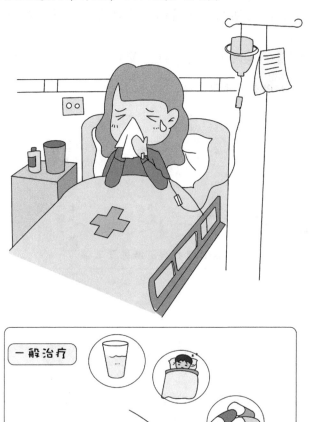

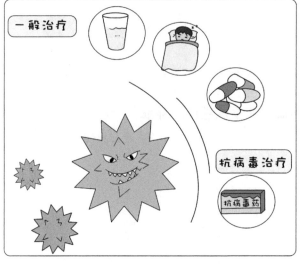

17 流感治疗中要注意什么?

听从医嘱按时按量服药,多休息,多饮水,饮食均衡。12岁以下儿童忌用含阿司匹林成分的药,以避免发生瑞氏综合征(一种严重的药物不良反应)。

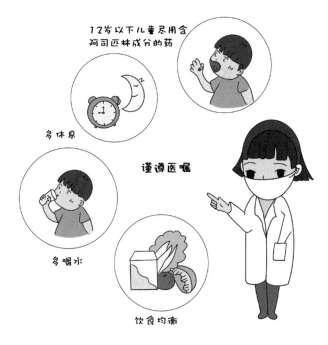

18 流感可以自愈吗?

流感病毒具有自限性,抵抗力较强的青壮年一般7天左右可以自愈,要注意禁烟、多休息、多饮水、多通风,进行适量的体育锻炼,增强自身抵抗力。但妊娠女性、有基础疾病的老年人和婴幼儿应及时到医院就医,以免延误病情引起并发症。

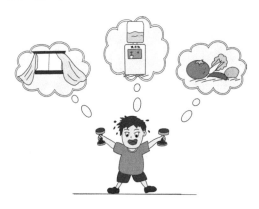

19 喝板蓝根可以预防流感吗？

板蓝根是十字花科植物，具有清热解毒、凉血利咽的作用。临床上会用于治疗普通感冒、流行性感冒等呼吸道病毒性疾病。板蓝根冲剂是板蓝根制成的中成药，有一定的抗病毒作用，但是不推荐作为流感预防药连续长期服用，最多不要超过3天。

喝板蓝根可以预防流感吗？

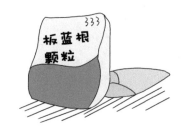

20 流感可以接种疫苗吗？

目前已有安全疫苗可以接种，推荐以下人群为优先接种对象：
（1）医务人员。
（2）孕妇（需经医生评估）。
（3）6月龄以下婴儿的家庭成员和看护人员。
（4）6月龄～5岁儿童。
（5）60岁及以上老人。
（6）特定慢性病患者。

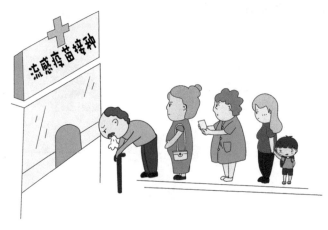

21 什么时候接种流感疫苗最合适?

流感疫苗需要每年接种, 9、10 月份是最佳接种时期。因为冬、春季是流感流行季节且流感病毒的变异速度非常快。灭活流感疫苗在接种 6～8 个月后抗体数量会逐渐降低。

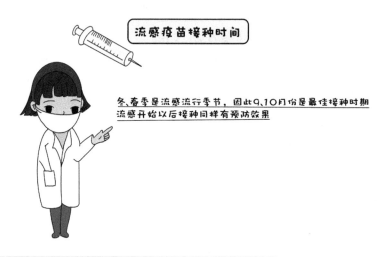

流感疫苗接种时间

冬、春季是流感流行季节, 因此 9、10 月份是最佳接种时期
流感开始以后接种同样有预防效果

22 接种流感疫苗应注意什么?

(1)患有高热性疾病或急性感染时,建议症状消退至少 2 周后接种疫苗。

(2)避免空腹接种,接种完毕需观察 30 分钟。

(3)任何一种疫苗都不可能产生百分之百的保护作用, 所以平时仍需注意预防。

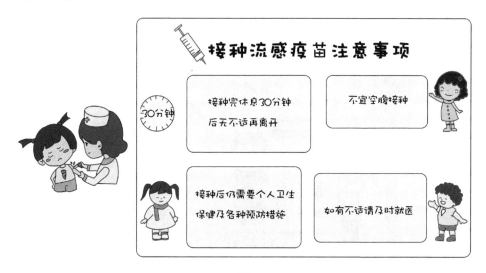

接种流感疫苗注意事项

30分钟 接种完休息30分钟后无不适再离开

不宜空腹接种

接种后仍需要个人卫生保健及各种预防措施

如有不适请及时就医

23 接种疫苗后可能有哪些副作用?

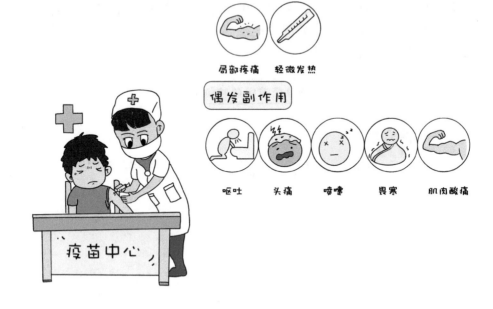

24 在人群中如何做好自我防护?

（1）正确佩戴口罩。

（2）与他人保持社交距离（120～360cm）。

（3）减少触摸公共物品，可随身携带免洗手消毒液。

（4）避免用手接触口、鼻、眼。

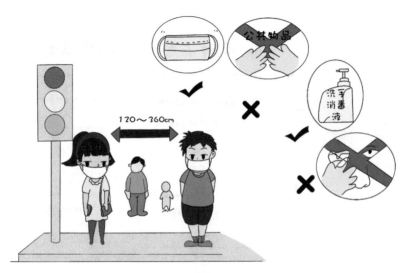

25 日常生活中怎样预防流感?

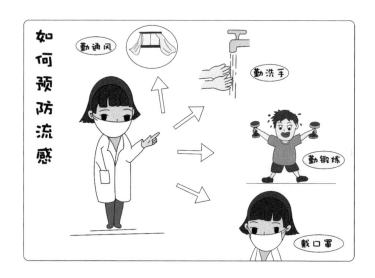

26 日常生活中怎么样有效杀灭流感病毒?

流感病毒对乙醇、碘伏、碘酊等常用消毒剂敏感,对紫外线和热敏感,56℃条件下 30 分钟可灭活。生活中可将餐具煮沸消毒,衣物可通过暴晒杀灭病毒,注意手卫生,日常用具可用酒精擦拭消毒。

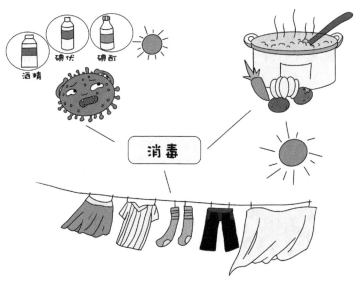

（欧阳新平　陈金智　周赛冬）

第三章 甲型 H1N1 流行性感冒

1. 什么是甲型 H1N1 流行性感冒？

甲型 H1N1 流行性感冒（以下简称流感）是指由新型的甲型 H1N1 流感病毒引起的急性呼吸道传染病，具有传染性强、病情发展迅速的特点，人群普遍易感。

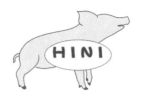

2. 甲型 H1N1 流感病毒是什么？

甲型 H1N1 流感病毒属于正黏病毒科（orthomyxoviridae），甲型流感病毒属（influenza virus A），其遗传物质为 RNA。典型病毒颗粒呈球状，直径为 80～120nm，病毒的核酸外包被着由核衣壳构成的壳粒，有囊膜。囊膜上有许多放射状排列的突起糖蛋白，分别是血凝素（HA）、神经氨酸酶（NA）和 M2 蛋白。病毒颗粒内为核衣壳，呈螺旋状对称，直径为 10nm。

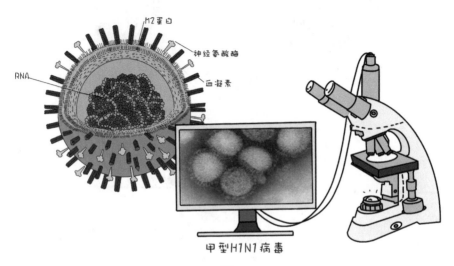

甲型 H1N1 病毒

3 为什么叫 H1N1？

H1N1 指代病毒表面的糖蛋白。H 代表血凝素，共有 18 种亚型（H1～H18），N 代表神经氨酸酶，共有 11 种亚型（N1～N11），此病毒 H 和 N 均是 1 型，因此称为 H1N1。

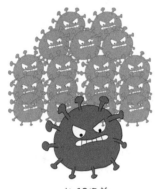

H-18 兄弟

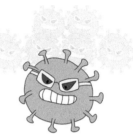

N-11 兄弟

4 2009 年是第一次发生甲型 H1N1 流感流行吗？

不是。目前为止，甲型 H1N1 流感共发生过 4 次流行：

1918 年西班牙流感：1918 年，由甲型 H1N1 流感病毒引发的致命流感（又称西班牙流感）大流行感染了全球约 5 亿人，造成 2500 万～4000 万人死亡，世界卫生组织将其列为人类历史上最致命的大流行病之一。

1976 年在美国发生的人类流感：造成此次流感的为一种新型流感毒株。该毒株是禽种 H1N1 的变异，称为 A/New Jersey/1976（H1N1），这一新毒株和 1918 年的流感紧密相关。此外，随着监控的增强，又发现另一毒株 H3N2 同时在美国传播，也引起了流行。

1988 年的人畜互传流感：1988 年 9 月，一种猪流感病毒在威斯康星州造成一名妇女死亡，并且感染了至少几百人。据报道，1～3 位接触过患者的医护人员出现轻微的类似流感的症状，并被证实带有感染了猪流感之后所产生的抗体。幸运的是，这次事件在社区没有引起流感暴发。

2009 年流感大暴发：在 2009 年，一种新的甲型 H1N1 流感病毒在世界各地迅速传播。2009 年 3 月和 4 月，人感染猪流感病毒（甲型 H1N1 流感病毒曾用名）的病例首次在北美被发现。几周后，病毒在世界范围内传播，证实发生了人传人。5 月 11 日，在中国发现了第一批流感患者，随后在 2009 年 11 月发现了该亚型引起的流感在社区中传播。次年 6 月 11 日，WHO 宣布将甲型 H1N1 流感大流行警告级别提升为 6 级，全球进入流感大流行阶段。

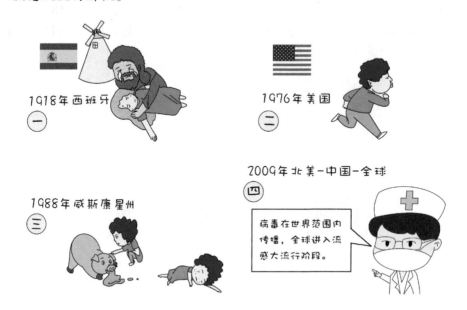

5 甲型 H1N1 流感的传染源是什么？

主要为携带甲型 H1N1 病毒的人或动物，无症状感染者也具有传染性。

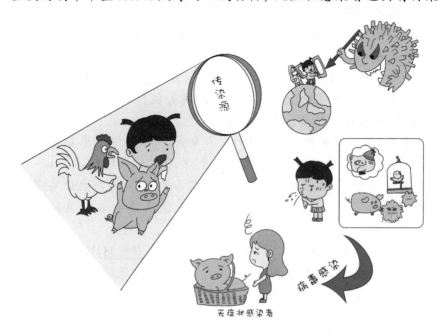

6　甲型 H1N1 流感病毒传播途径有哪些？

　　该病毒主要通过飞沫经呼吸道传播，也可通过口腔、鼻腔、眼睛等处黏膜直接或间接接触传播。接触患者的呼吸道分泌物、体液或被病毒污染的物品亦可能引起感染。通过气溶胶经呼吸道传播有待进一步确证。

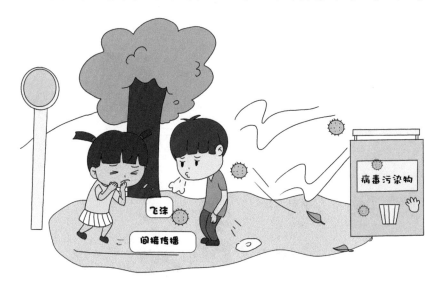

7　甲型 H1N1 流感病毒感染后，潜伏期有多长？

　　一般认为潜伏期为 1 ～ 3 天，最高可达 7 天。

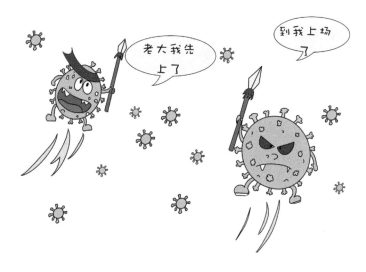

8 甲型 H1N1 流感好发于什么时节？

人感染甲型 H1N1 流感常发生在冬、春季节。

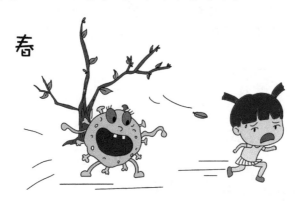

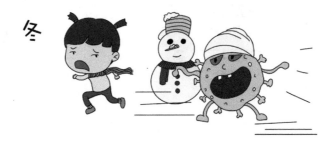

9 谁更容易患病呢？

人群普遍易感，孕妇、儿童、老年人、有基础疾病（尤其呼吸系统疾病）者和免疫受抑情况下感染风险更高。

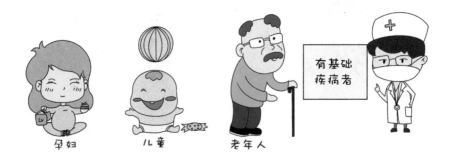

孕妇　　　　儿童　　　　老年人

10　甲型 H1N1 流感患者有哪些症状?

甲型 H1N1 流感通常表现为流感样症状,包括发热、咽痛、流涕、鼻塞、咳嗽、咳痰、头痛、全身酸痛、乏力。部分病例出现呕吐和(或)腹泻。少数病例仅有轻微的上呼吸道症状,无发热。可发生肺炎等并发症。少数病例病情进展迅速,可出现呼吸衰竭、多脏器功能不全。

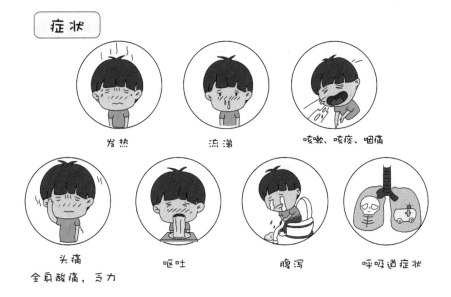

症状

发热　　流涕　　咳嗽、咳痰、咽痛

头痛　　呕吐　　腹泻　　呼吸道症状
全身酸痛,乏力

11　甲型 H1N1 流感患者胸部 CT 有什么特征?

合并肺炎时肺内可见片状阴影。

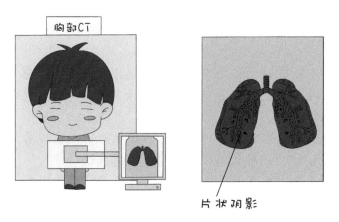

胸部CT

片状阴影

12 如何诊断甲型 H1N1 流感疑似病例？

符合下列情况之一即可诊断为疑似病例：

（1）发病前 7 天内与传染期甲型 H1N1 流感确诊病例有密切接触，并出现流感样临床表现。密切接触是指在未采取有效防护的情况下，诊治、照看传染期甲型 H1N1 流感患者；与患者共同生活；接触过患者的呼吸道分泌物、体液等。

（2）发病前 7 天内曾到过甲型 H1N1 流感流行（出现病毒的持续人际传播和基于社区水平的流行和暴发）的地区，出现流感样临床表现。

（3）出现流感样临床表现，甲型流感病毒检测阳性，尚未进一步检测病毒亚型。对上述 3 种情况，在条件允许的情况下，可安排甲型 H1N1 流感病原学检查。

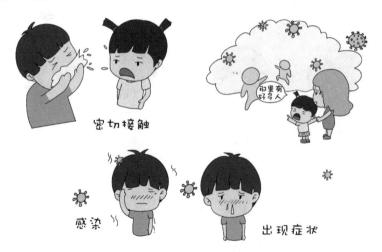

13 如何诊断临床确诊病例？

仅限于以下情况做出临床诊断：同一起甲型 H1N1 流感暴发疫情中，未经实验室确诊的流感样症状病例，在排除其他致流感样症状疾病后，可诊断为临床确诊病例。

甲型 H1N1 流感暴发是指一个地区或单位短时间出现异常增多的流感样病例，经实验室检测确认为甲型 H1N1 流感疫情。

在条件允许的情况下，临床确诊病例可安排病原学检查。

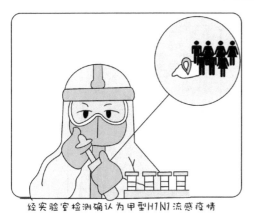
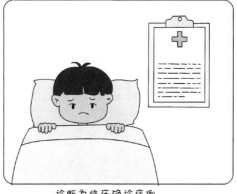

经实验室检测确认为甲型H1N1流感疫情

诊断为临床确诊病例

14 如何诊断甲型 H1N1 流感确诊病例？

出现流感样临床表现，同时有以下一种或几种实验室检测结果：

（1）甲型 H1N1 流感病毒核酸检测阳性（可采用 real-time RT-PCR 和 RT-PCR 方法）。

（2）分离出甲型 H1N1 流感病毒。

（3）双份血清甲型 H1N1 流感病毒的特异性抗体水平呈4倍或4倍以上升高。

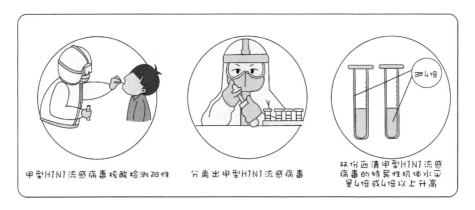

甲型H1N1流感病毒核酸检测阳性

分离出甲型H1N1流感病毒

双份血清甲型H1N1流感病毒的特异性抗体水平呈4倍或4倍以上升高

15 对不同的感染患者该怎么处理？

（1）疑似病例：在通风条件良好的房间单独隔离。住院病例须做甲型 H1N1 流感病原学检查。

（2）临床确诊病例：在通风条件良好的房间单独隔离。住院病例须做甲型 H1N1 流感病原学检查。

（3）确诊病例：在通风条件良好的房间进行隔离。住院病例可多人同室。

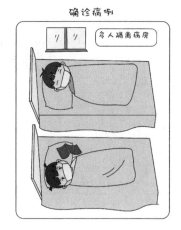

确诊病例

多人隔离病房

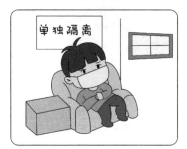

疑似病例/临床确诊病例

单独隔离

16　出现哪些情况属于重症或危重症病例?

（1）出现以下情况之一者为重症病例：①持续高热＞3 天。②剧烈咳嗽，咳脓痰、血痰或胸痛。③呼吸频率快，呼吸困难，口唇发绀。④神志改变：反应迟钝、嗜睡、躁动、惊厥等。⑤严重呕吐、腹泻，出现脱水表现。⑥影像学检查有肺炎征象。⑦肌酸激酶（CK）、肌酸激酶同工酶（CK-MB）等心肌酶水平迅速增高。⑧原有基础疾病明显加重。

（2）出现以下情况之一者为危重病例：①呼吸衰竭。②感染性休克。③多脏器功能不全。④出现其他需进行监护治疗的严重临床情况。

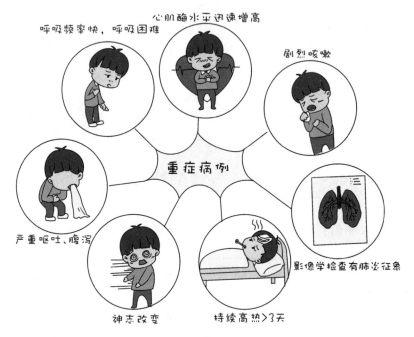

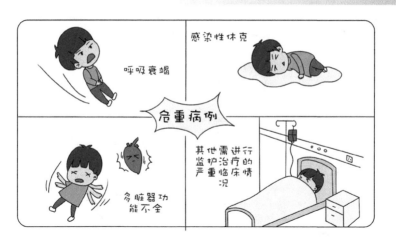

17　甲型 H1N1 流感治疗措施有哪些?

（1）一般治疗：多休息，多饮水，密切观察病情变化；对高热病例可给予退热治疗。

（2）抗病毒治疗：①对于临床症状较轻且无合并症、病情趋于自限的甲型 H1N1 流感病例，无须积极应用神经氨酸酶抑制剂。②对于发病时即病情严重、发病后病情呈动态恶化的病例，感染甲型 H1N1 流感的高危人群应及时给予神经氨酸酶抑制剂进行抗病毒治疗。开始给药时间应尽可能在发病 48 小时以内（以 36 小时内为最佳）。③对于较易成为重症病例的高危人群，一旦出现流感样症状，不一定等待病毒核酸检测结果，即可开始抗病毒治疗。④孕妇在出现流感样症状之后，宜尽早给予神经氨酸酶抑制剂治疗。

（3）其他治疗：①如出现低氧血症或呼吸衰竭，应及时给予相应的治疗措施，包括氧疗或机械通气等。②合并休克时给予相应抗休克治疗。③出现其他脏器功能损害时，给予相应支持治疗。④合并细菌和（或）真菌感染时，给予相应抗菌和（或）抗真菌药物治疗。⑤对于重症和危重病例，也可以考虑使用甲型 H1N1 流感近期康复者恢复期血浆或疫苗接种者免疫血浆进行治疗。

（4）中医辨证治疗。

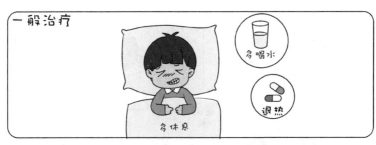

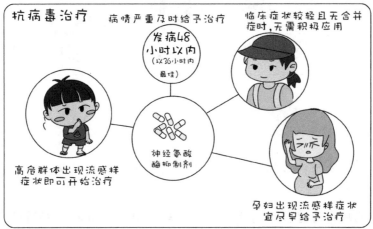

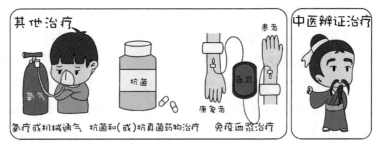

18 ♥ 住院患者什么时候可以出院呢？

（1）体温正常3天，其他流感样症状基本消失，临床情况稳定，可以出院。

（2）因基础疾病或合并症较重，需较长时间住院治疗的甲型H1N1流感病例，在咽拭子甲型H1N1流感病毒核酸检测转为阴性后，可从隔离病房转至相应病房做进一步治疗。

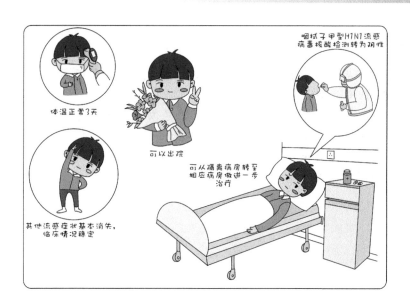

19 怎么做好个人防护，远离甲型 H1N1 流感？

（1）勤洗手，要使用香皂彻底洗净双手。

（2）养成良好的卫生习惯，不随地吐痰。

（3）保持良好的健康习惯，包括睡眠充足、吃有营养的食物、多锻炼身体。

（4）避免去人口密集的场所，家中常开窗通风。

（5）出现流感症状后及时就医。

（6）避免与出现流感症状者密切接触。

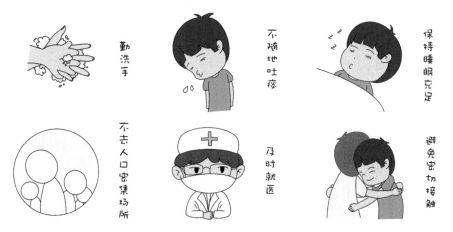

20 家中有人出现流感症状，应如何照料？

（1）将患者与家中其他人隔离开来，至少保持 1 米距离。

（2）照料患者时应佩戴口罩。

（3）每次与患者接触后，都应该用肥皂彻底洗净双手；患者所居住的空间应保持空气流通，经常打开门窗保持通风。

（4）如果你所在的国家已经出现甲型 H1N1 流感病例，应按照国家或地方卫生部门的要求安置表现出流感症状的家人。

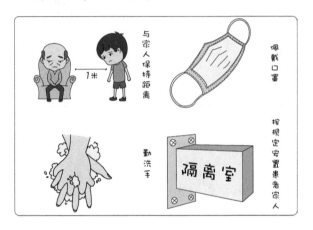

21 日常生活中怎么样有效杀灭病毒？

甲型 H1N1 流感病毒对乙醚、氯仿、丙酮、乙醇、甲醛等有机溶剂敏感，对氧化剂、卤素化合物、重金属也均敏感。10g/L 高锰酸钾、1ml/L 汞 3 分钟，750ml/L 乙醇 5 分钟，1ml/L 碘酊 5 分钟，1ml/L 盐酸 3 分钟和 1ml/L 甲醛 30 分钟，均可灭活病毒。甲型 H1N1 流感病毒对热敏感，56℃条件下，30 分钟可灭活；对紫外线敏感。

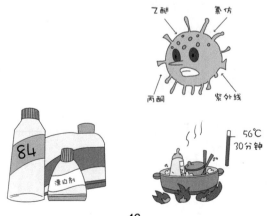

22 是否有疫苗可以接种？

目前已有疫苗可接种。目前的流感疫苗为 3 价灭活疫苗，接种流感疫苗的最佳时机是在每年的流感季节开始前；在接种流感疫苗后 2 ～ 3 周，通常可以获得抗体。当机体接触到疫苗所针对的流感病毒时就可以启动保护性免疫反应。

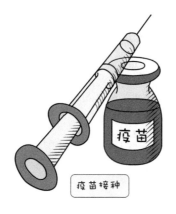

疫苗接种

（何平平　陈业史　张满燕）

第四章 人感染高致病性禽流感

1 什么是人禽流感?

人感染高致病性禽流感简称人禽流感,是由甲型流感病毒引起的人类急性呼吸道传染病。禽流感病毒一般只感染禽类,但是当病毒在复制过程中发生基因改变、获得感染人的能力后,就会造成人感染禽流感疾病的发生。早发现、早诊断、早治疗是有效预防人禽流感传播、提高治愈率、降低病死率的关键措施。

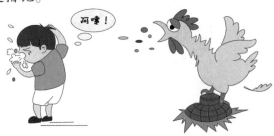

2 禽流感的种类有哪些?

根据禽流感病毒致病性的高低分为三大类:高致病性禽流感、低致病性禽流感和无致病性禽流感。其中高致病性禽流感病毒致病性最强,发病率和死亡率都比较高。

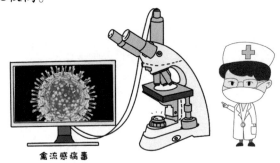

禽流感病毒

3 人禽流感的真凶是谁?

人禽流感病毒是甲型流感病毒的一种,属正黏病毒科,病毒颗粒呈多形性，其中球形直径 80～120nm，有囊膜。依据其外膜血凝素（H）和神经氨酸酶（N）蛋白抗原性不同，目前可分为 18 种 H 亚型（H1～H18）和 11 种 N 亚型（N1～N11）。能感染人类的病毒亚型主要是 H5N1、H7N9、H9N2、H7N7、H7N2、H7N3、H5N6、H10N8。

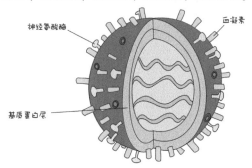

4 什么可以杀死禽流感病毒？

（1）消毒剂：禽流感病毒对乙醚、氯（三氯甲烷）、丙酮（二甲基酮）等有机溶剂敏感，常用消毒剂容易将其灭活，如氧化剂（如过氧乙酸、高锰酸钾、过氧化氢等）、烯酸、十二烷基硫酸钠、卤素化合物（如漂白粉和碘剂）等都能迅速破坏其传染性。

（2）理化条件：①禽流感病毒对热比较敏感，65℃加热 30 分钟或煮沸（100℃）2 分钟以上可将其灭活。②病毒在阳光直射下 40～48 小时即可被灭活，如果用紫外线直接照射，可迅速将其灭活。

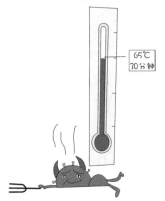

5 禽流感病毒喜欢什么样的生存环境？

禽流感病毒在粪便中可存活 1 周，在水中可存活 1 个月，在 pH ＜ 4.1 的条件下也具有存活能力。病毒对低温抵抗力较强，在有甘油保护的情况下可存活1年以上。

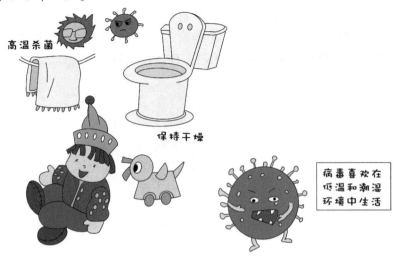

6 人禽流感的传染源有哪些？

（1）主要的传染源是患禽流感或携带禽流感病毒的鸡、鸭、鹅等禽类。

（2）猪、猫等如果携带禽流感病毒也有可能成为传染源。

（3）人类是否为传染源有待确定，但应做好防护。

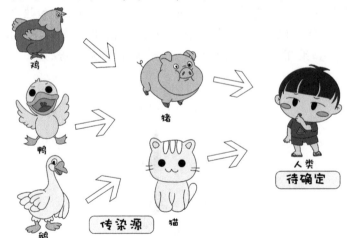

7 谁更容易患病？

由于禽流感病毒容易发生变异，可变成传染性强、致命性高的新病毒，人体对新病毒免疫力差，所以人群普遍易感。以下人群更易患病：

（1）免疫力较低的人群：12岁以下的儿童（易感染 H5N1）、老年人（易感染 H7N9）以及接触过禽类或者到过活禽市场者。

（2）职业暴露人群：家禽养殖、销售及宰杀工作者；经常接触流感病毒的实验室工作者。

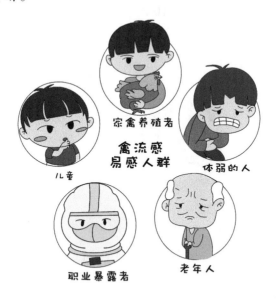

8 人禽流感病毒如何传播?

（1）传播途径主要包括呼吸道传播、密切接触传播、粪-口传播，如接触到感染的禽类及其分泌物、排泄物或受病毒污染的水等。感染禽流感病毒的水禽粪便中含有高浓度的病毒，可通过污染水源造成粪-口传播。

（2）目前没有发现人感染的隐性带毒者，尚无人与人之间传播的确切证据，但仍需做好防护措施。

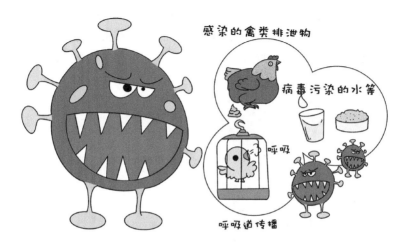

9 人禽流感的潜伏期为多久？

人禽流感潜伏期一般为 7 ～ 10 天。

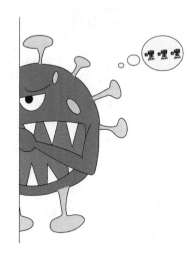

10 人禽流感患者有哪些症状？

（1）全身症状：主要为发热，体温持续在 39℃ 以上，持续 2 ～ 3 天，可伴有头痛、乏力、肌肉酸痛、全身不适等。

（2）呼吸系统症状：①呼吸系统症状出现早，一般在发病后 1 周内即可出现，主要是流鼻涕、鼻塞、咳嗽、咽部疼痛等症状。与流感症状相似，持续时间较长，部分患者在经过 1 个月治疗后仍有较为严重的咳嗽、咳痰。②可伴有胸闷、气短、呼吸困难、咯血痰。

（3）消化系统症状：恶心、腹痛、腹泻、拉水样便等。

（4）重症患者病情进展迅速，可在 3 ～ 7 天内出现重症肺炎、急性呼吸窘迫综合征（ARDS）、肺出血、肾衰竭、休克、胸腔积液、脓毒症、败血症、多器官功能不全等并发症。

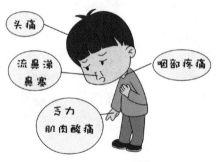

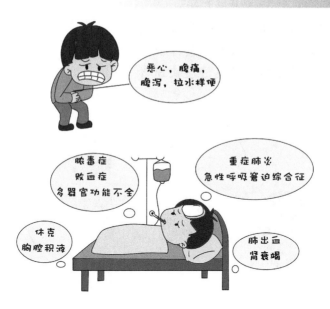

11 何时需要去医院就医？

在人禽流感流行期间，如果接触过人禽流感患者或者接触过活禽、禽类排泄物，到过活禽市场等，出现发热、流涕、鼻塞、咽痛、头痛、乏力、肌肉酸痛等类似流感样的症状，应及早就医。

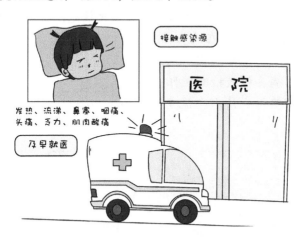

12 哪些人群容易进展为重症病例？

（1）年龄 ≥ 65 岁的老年人群。

（2）合并严重基础疾病，如心脏疾病、高血压、糖尿病、肥胖症、肿瘤等。

（3）特殊临床情况，如免疫抑制状态、孕产妇等。

（4）发病后持续高热（体温≥39℃）者。

（5）发病后淋巴细胞计数持续降低者。

（6）胸部影像学提示肺炎进展快速者。

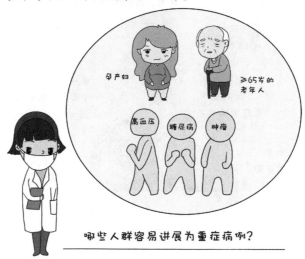

哪些人群容易进展为重症病例？

13 如何诊断人禽流感？

有明确接触史，发病前10天内，接触过禽类及其分泌物、排泄物，或者到过活禽市场，或者与人禽流感病例有密切接触史，甲型流感病毒抗原呈阳性，应做出初步临床诊断。在此基础上，满足下列条件一项或以上可确诊：

（1）呼吸道分泌物中分离出人禽流感病毒。

（2）人禽流感病毒核酸检测呈阳性。

（3）动态检测双份血清人禽流感病毒特异性抗体阳性或呈4倍及4倍以上升高。

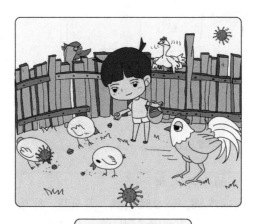

有密切接触史

14 怎样鉴别人禽流感和甲型 H1N1 流感？

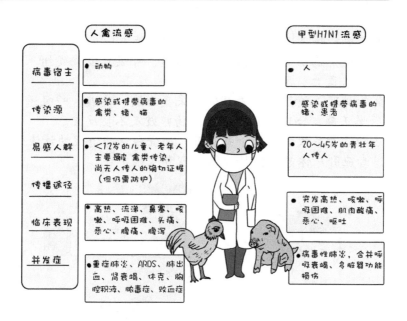

15 常用治疗方案有哪些？

（1）隔离治疗：对疑似病例和确诊病例应立即隔离治疗。

（2）一般治疗：多卧床休息，多饮水，注意摄入营养丰富、清淡的食物。

（3）抗病毒治疗：在发病 48 小时内尽快使用奥司他韦、帕拉米韦、扎那米韦等抗流感病毒药物，无须等待病原学检测结果。注意：目前资料显示所有 H7N9 禽流感病毒对离子通道 M2 阻滞剂具有耐药性，因此不建议使用金刚烷胺和金刚乙胺。

（4）对症治疗：高热者进行物理降温或药物降温；呼吸困难者进行氧疗；应用激素改善毒血症症状和呼吸窘迫。

（5）重症病例的治疗：采取抗病毒、抗休克、纠正低氧血症、防治多器官功能障碍和继发感染、维持水电解质平衡等综合措施。对出现呼吸功能障碍者给予吸氧及其他相应呼吸支持，发生其他并发症的患者应积极给予相应治疗。

（6）中医辨证论治。

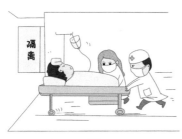

16 人禽流感患者住院期间的护理应注意什么？

（1）严格执行呼吸道隔离措施，直至症状消失。

（2）密切观察病情变化，出现高热不退、呼吸急促、发绀、咳血痰等症状时立即报告医生，配合处理。

（3）药物护理：使用抗病毒药物前采集血液、痰液、呼吸道分泌物等标本；遵医嘱正确、合理用药，观察药物疗效及不良反应。

（4）鼓励患者多饮水，给予高热量、高蛋白、易消化的清淡饮食。

（5）患者应卧床休息，做好生活护理和基础护理。

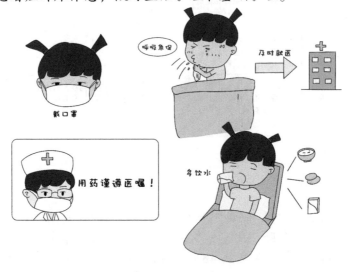

17 人禽流感的预后如何？

人禽流感的预后与感染病毒的亚型、患者年龄、有无基础疾病、有无及早治疗、有无并发症等多个因素有关系，如人感染 H9N2、H7N7 者大多数预后较好，而感染 H7N9、H5N1 者，尤其是重症患者预后较差。

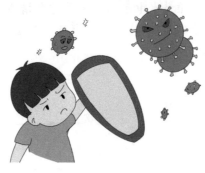

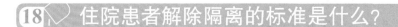

18. 住院患者解除隔离的标准是什么？

人禽流感住院患者临床症状基本消失，体温恢复正常，病毒核酸检测连续2次呈阴性（两次检测间隔时间≥24小时），可解除隔离。

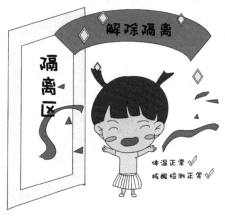

19. 如何进行居家隔离？

（1）居家隔离期间单独住在通风良好的房间，家人之间不要密切接触。

（2）对隔离者进行生活照护时，双方都要正确佩戴口罩，勤洗手。

（3）避免直接接触，不共用物品及餐具，患者物品、餐具用后煮沸消毒。

（4）用肥皂/洗手液和流动水勤洗手，未洗手时不用手接触嘴巴、鼻子、眼睛等部位。

（5）用专用垃圾袋及垃圾桶处理废弃口罩和带有患者分泌物的纸巾等。

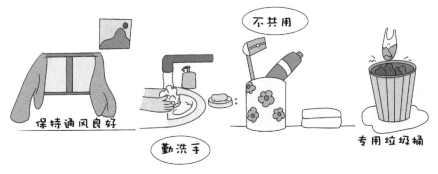

20. 居家隔离患者如何进行居家护理？

（1）注意休息，饮食宜清淡，多吃蔬菜、水果和蛋白质含量高的食物，不吃辛辣刺激、生冷的食物。

（2）多饮温开水，少饮冰凉饮料。

（3）监测体温变化，发热者可用温水擦浴或冰贴冷敷额头等物理降温措施。

（4）如需服用药物，按医生或护士的指导，按时按量服用。

（5）注意观察病情有无缓解，如果高热不退或病情加重需立即就医。

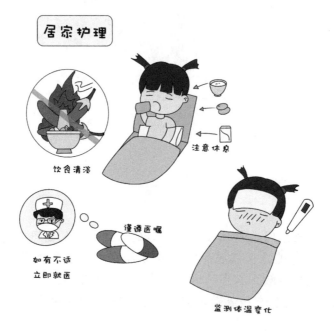

21 普通家庭如何正确居家消毒？

（1）紫外线消毒：阳光中的紫外线可使人禽流感病毒失活，从而破坏其致病力和传染性。可将衣物、被褥、书籍等物品放在阳光下暴晒6小时以上，作为辅助消毒手段。

（2）煮沸消毒：人禽流感病毒对热敏感，可采用高温蒸煮20～30分钟的方式杀灭病毒。此方法一般用于耐高温的餐具、碗筷、小件棉织品的消毒，将物品清洗干净后放入蒸煮容器中，所有物品要完全浸泡于水中，煮沸后开始计时，中途如果加入新的物品，消毒时间应从水再次沸腾后重新计算。

（3）擦拭消毒：用含氯消毒剂（84消毒液）拖地或擦拭桌面、台面等，也可以用75%乙醇擦拭电脑键盘、手机、门把手等。

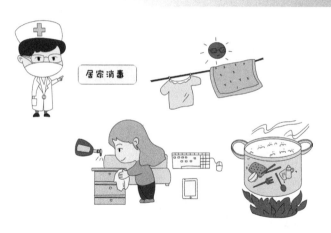

22 普通人应该如何预防人禽流感?

（1）养成良好的个人卫生习惯，勤洗手、室内勤通风换气；咳嗽、打喷嚏时用纸巾捂住口鼻；如果正处于人禽流感流行期间或高发区域，尽量避免公共场所聚集，外出时正确佩戴口罩。

（2）尽可能避免接触活的禽类、鸟类及其排泄物，特别注意尽量避免接触病死禽畜，有必要接触时戴好手套和口罩，并且在接触后尽快用肥皂洗手。

（3）合理、科学烹饪食物，生、熟食要分开处理，处理后洗手，食用禽肉蛋时要充分煮熟。

（4）合理膳食，注意营养搭配，作息规律，保证充分的睡眠与休息。

（5）加强体育锻炼，增强机体抵抗力。

（6）做好职业安全防护，高危人群可预防性服用神经氨酸酶抑制剂类药物。

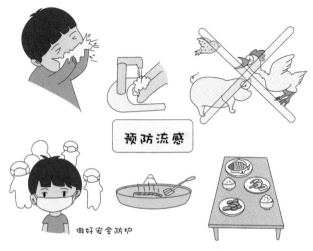

（伍　春　何平平　张满燕）

第五章　白　喉

1 　什么是白喉？

　　白喉是由白喉棒状杆菌引起的急性呼吸道传染病，咽喉部灰白色假膜是其典型临床特征。

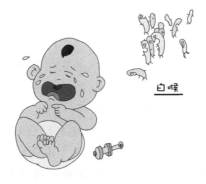

2 　引起白喉的真凶是谁？

　　白喉棒状杆菌是引起白喉的主要凶手，细菌分泌的外毒素是致病的主要物质，外毒素会破坏细胞，引起纤维蛋白渗出和白细胞浸润，渗出的纤维蛋白与坏死组织、炎症细胞、细菌等凝结形成灰白色假膜，这是白喉的特征性表现。白喉棒状杆菌外毒素不稳定，甲醛处理后可成为类毒素，用于预防接种或制备抗毒素血清。

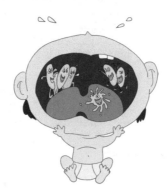

3 白喉棒状杆菌长什么样子?

白喉棒状杆菌为棒状杆菌属，细长稍弯，菌体一端或两端呈棒状。

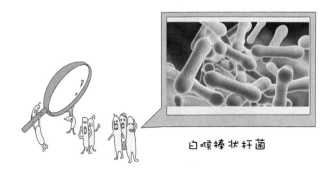

白喉棒状杆菌

4 谁更容易患病?

人群普遍易感，儿童易感性最高。新生儿可通过母乳获得免疫力，但在生后 3 个月明显下降，仅 60% 有免疫力，1 周岁时几乎普遍易感。患者痊愈后可获得持久免疫力。

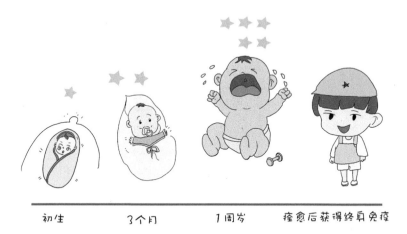

初生　　　3个月　　　1周岁　　痊愈后获得终身免疫

5 白喉如何传播?

患者和带菌者是白喉主要传染源，在潜伏期末即可通过呼吸道分泌物向外排菌。白喉主要通过飞沫传播，也可通过物品间接传播。

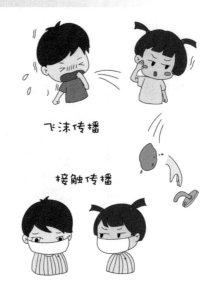

飞沫传播

接触传播

6 白喉的潜伏期多久?

白喉的潜伏期为 1 ～ 7 天，多为 2 ～ 4 天。

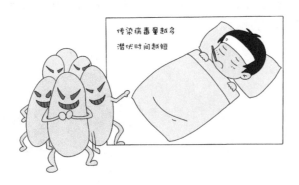

传染病毒量越多
潜伏时间越短

7 白喉患者有哪些症状?

根据白喉假膜发生的不同部位可分为咽白喉、喉白喉、鼻白喉。

（1）咽白喉：最常见的白喉类型。主要表现为咽痛、中度发热、食欲不振等，出现咽部充血、扁桃体肿大，扁桃体部位会有灰白色点状或片状假膜，重型患者可能会出现恶心呕吐，体温常超过 39℃，假膜范围扩大，颜色灰黄。极重症患者假膜污黑，颈部因组织水肿而肿大，呈"牛颈"样。体温可高达 40℃，伴呼吸急促、口唇发绀等全身症状。

（2）喉白喉：多为咽白喉延续形成。"犬吠"样咳嗽是特征性表现，声音嘶哑，严重者可能出现喉梗阻现象，吸气不畅而导致发绀等缺氧表现。

（3）鼻白喉：大多由咽白喉继发形成，多见于婴幼儿。主要表现为鼻塞、血性鼻涕，全身症状较轻，可有张口呼吸等症状。

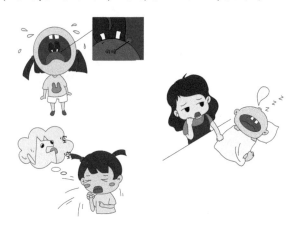

8 如何诊断白喉？

白喉可通过细菌学检查进行确诊，标本接种于特定培养基中，8～12小时可见白喉棒状杆菌生长。早期也可通过特异性抗体检测来确诊。

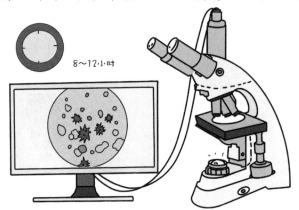

8～12小时

9 常用治疗方案有哪些？

早期使用抗毒素和抗生素是成功治疗白喉的关键。

（1）抗毒素：抗毒素治疗是本病的特异性治疗方法。抗毒素可中和体内游离毒素，但不能中和已进入细胞的外毒素，所以应尽早使用抗毒素，发病后3～4天内使用最好。

（2）抗生素：首选药物为青霉素G，也可使用阿奇霉素或头孢菌素，该类药物可抑制细菌的生长，缩短病程。

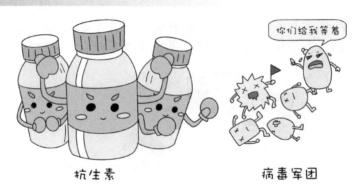

抗生素　　　　　　　病毒军团

10 白喉患者的护理应注意什么？

（1）保持室内通风、温暖湿润。

（2）白喉患者应严格卧床休息2～6周，保持高热量流质、半流质饮食，鼓励少食多餐。

（3）注意保持口腔清洁，可用过氧化氢或生理盐水漱口。

（4）患者应隔离治疗，在两次咽拭子检测阴性后可解除隔离；接触者应隔离观察7天；带菌者应隔离7天，并给予相应抗生素治疗。

（5）患者的呼吸道分泌物及接触物品应严格消毒。呼吸道分泌物应用5%煤酚皂（来苏）处理1小时，物品煮沸15分钟消毒，不能煮沸的需要用5%煤酚皂浸泡1小时。

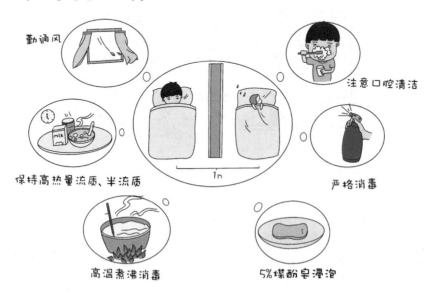

勤通风

注意口腔清洁

保持高热量流质、半流质

严格消毒

高温煮沸消毒

5%煤酚皂浸泡

11 ⬭ 怎样有效杀灭白喉棒状杆菌？

白喉棒状杆菌对寒冷、干燥抵抗性较强，可在衣物、玩具上存活数天，对湿热敏感，100℃1分钟或58℃10分钟即可被杀死；对一般消毒剂敏感，5%苯酚溶液1分钟、3%甲酚皂溶液10分钟可将其杀灭。

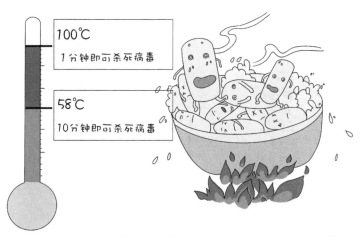

5%苯酚溶液，3%甲酚皂溶液也能有效杀死白喉棒状杆菌

12 ⬭ 白喉有针对性疫苗吗？

目前已有百日咳 - 白喉 - 破伤风（以下简称百白破）三联疫苗可计划免疫接种，百白破三联疫苗可以同时预防百日咳、白喉和破伤风，免疫效果较好，可持续免疫5～10年。儿童在3月龄、4月龄、5月龄和18月龄各接种一次。

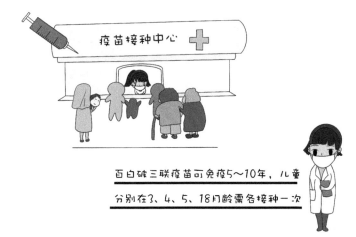

百白破三联疫苗可免疫5～10年，儿童
分别在3、4、5、18月龄需各接种一次

13 接种百白破三联疫苗要注意什么？

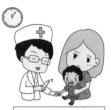

过敏宝宝接种前应做过敏检测

患有精神系统疾病的宝宝不能接种百白破三联疫苗

接种疫苗观察30分钟后再离开

发热期间，应康复后接种

接种卡介苗的当月，不可与其注射在同一部位

14 接种疫苗很容易发生不良反应吗？

第一类

接种局部的红、肿、热、痛或者发热等一般概率为百分之几，基本无须治疗。

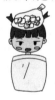

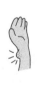

因疫苗不良反应致残致死的概率很小

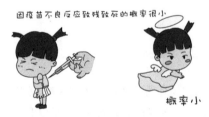

概率小

第二类

与免疫机制有关的过敏反应发生概率在万分之几到十万分之几，通常都是可以痊愈的。

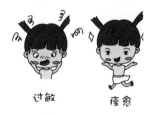

过敏　　痊愈

第三类

减活疫苗中活细菌活病毒造成的感染概率均在几十万分之一。

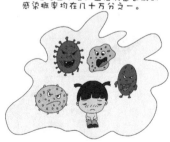

15 接种疫苗后宝宝发热怎么办？

体温＜38℃时，不需要进行特殊处理。出现高热时应及时就医，防止出现高热惊厥。

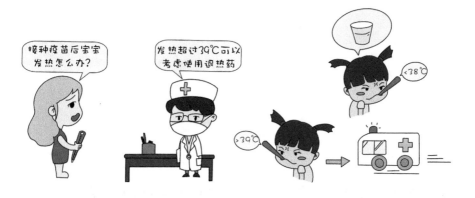

16　疫苗接种后还有可能发生哪些不良反应？

（1）注射部位出现红肿、瘙痒、疼痛。
（2）过敏性休克，在注射前应进行过敏检测。
（3）局部硬结：1～2个月可自行消失。

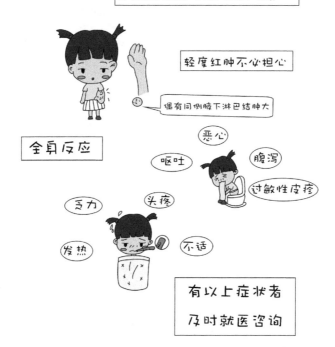

（欧阳新平　陈金智　周孝元）

第六章　百　日　咳

1　什么是百日咳?

　　百日咳是一种由百日咳杆菌感染引起的急性呼吸道传染病,病程可长达2～3个月,故称"百日咳"。百日咳传染性很强,但接种百白破疫苗可有效预防该病。

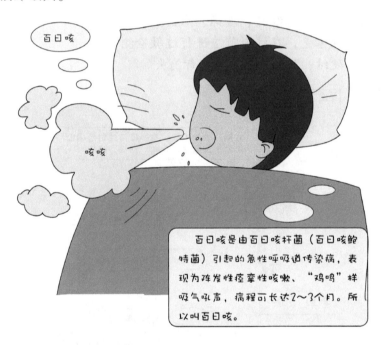

2　引起百日咳的真凶是谁?

　　百日咳主要是由百日咳杆菌感染引起,其他导致百日咳和百日咳样咳嗽的鲍特菌属包括副百日咳鲍特菌、支气管败血鲍特菌或霍氏鲍特菌。

　　百日咳杆菌侵入患者呼吸道后,附着在喉、气管、支气管黏膜上皮细胞的纤毛上繁殖并释放出毒素,导致上皮细胞变性以及功能障碍。

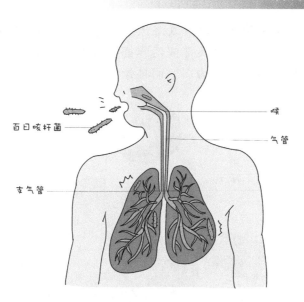

喉
气管
支气管
百日咳杆菌

3 谁更容易患病?

　　人群对百日咳普遍易感,新生儿也不例外。婴儿是高发人群,小于6月龄的婴儿的发病率高于其他年龄组。

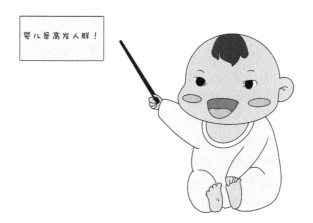

婴儿是高发人群!

4 百日咳如何传播?

　　传染源:百日咳患者、隐形感染者及带菌者。近些年,青少年和成人百日咳杆菌感染率呈现上升趋势,虽这些人群感染后多数症状轻微或无症状,但却是重要的传染源。从潜伏期末1~2天到发病6周内均有传染性,以1~3周最强。

　　传播途径：飞沫传播。患者或潜伏感染者打喷嚏或咳嗽时喷出的飞沫中含有病原菌，病原菌会随飞沫快速传播，易感人群吸入带菌飞沫后被感染。百日咳杆菌在体外生存力弱，间接传播的可能性小。

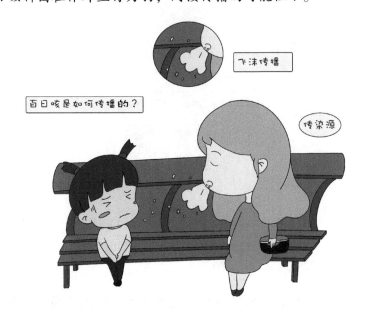

5 百日咳患者有哪些症状？

　　（1）典型症状：阵发性痉挛性咳嗽，且伴有"鸡鸣"样吸气性吼声。病程分三个阶段：①卡他期：患者感染百日咳杆菌后，最初症状类似于普通感冒，表现为轻微咳嗽、鼻塞、流涕、低热、喉咙微痛等，持续1～2周，这个阶段具有传染性。②痉咳期：咳嗽加重，明显阵发性痉挛性咳嗽。痉咳特点为：成串的、接连不断的痉挛性咳嗽，伴一次深长吸气。由于大量空气急促通过狭窄的声门，会发出一种类似"鸡鸣"样吸气性吼声。随后又发生一次痉咳，反复多次，直至咳出大量黏稠痰液，同时伴有呕吐。夜间咳嗽更严重，且咳嗽的频率及严重程度会逐渐增加。百日咳患儿此期体温多正常，若出现明显发热，提示可能合并其他病原体感染。一般持续2～6周，亦可长达2个月以上，这个阶段是并发症高发阶段。③恢复期：数周至数月后，咳嗽频率和严重程度逐渐减轻。咳嗽后呕吐等症状逐渐缓解，直至症状消失恢复正常。如有并发症，可迁延不愈，持续数月。

　　（2）伴随症状：患儿可因发生并发症而出现相应症状，包括呼吸暂停、体重下降（因喂养困难和咳嗽后呕吐）、睡眠困难、气胸、鼻出血、尿失禁、惊厥、反复抽搐、昏迷等。

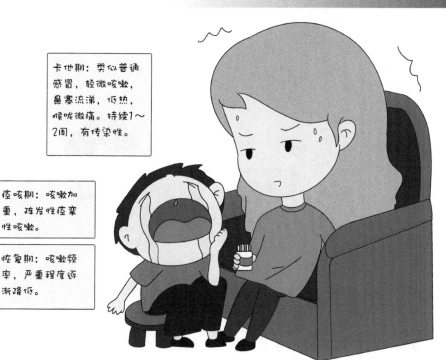

卡他期：类似普通感冒，轻微咳嗽，鼻塞流涕，低热，喉咙微痛。持续1～2周，有传染性。

痉咳期：咳嗽加重，阵发性痉挛性咳嗽。

恢复期：咳嗽频率、严重程度逐渐降低。

阵发性痉挛性咳嗽，伴有"鸡鸣"样吸气性吼声！

6 如何诊断百日咳？

（1）临床表现：典型的痉咳及吼声，体温下降咳嗽反而加剧，尤其夜间较严重，又无明显肺部体征，需要考虑百日咳。

（2）流行病学资料：本病早期缺乏特征性症状和体征，故对有咳嗽的儿童须询问当地百日咳流行情况、百日咳接触史、预防接种史等，有助于百日咳的诊断。

（3）实验室检查：血常规白细胞计数及淋巴细胞分类明显升高，细菌检查或免疫学检查阳性，可做出诊断。①血常规检查：外周血白细胞计数和淋巴细胞分类明显增高，淋巴细胞绝对计数常 $\geq 1 \times 10^9/L$，白细胞数目显著增多（$> 60 \times 10^9/L$）与百日咳严重程度相关。继发感染时中性粒细胞也可升高。②血清检查：主要用于回顾性诊断和流行病学研究，如酶联免疫吸附试验（ELISA）检测百日咳外毒素抗体等。③病原学检查：聚合酶链式反应（PCR）检测患者鼻咽分泌物百日咳杆菌 DNA，具有快速、敏感、特异的诊断价值；或者通过细菌培养直接对鼻咽分泌物进行百日咳杆菌的培养，卡他期阳性率高。④X线检查：在无并发症的百日咳患者中，胸片检查可能正常或轻微异常。

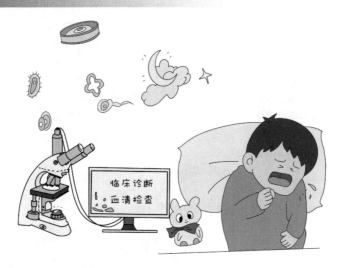

7 常用治疗方案有哪些？

该病以抗菌药物治疗为主，还需要辅以一般治疗、对症治疗和针对并发症的治疗等。

（1）急性期治疗：①婴儿痉挛严重时应住院治疗，有专人陪护。②发生窒息应及时吸痰，必要时进行气管插管，给予机械通气。③如发生脑水肿，及时进行脱水治疗，防止脑疝。

（2）一般治疗：①隔离患者，按呼吸道传染病对患者进行隔离，通常隔离至有效抗生素治疗5天后，如果没有抗生素治疗，需隔离至发病后21天。②饮食起居方面应保持室内安静、空气流通、温度适当，避免诱发患儿痉咳。鼓励进食营养丰富、易于消化的食物，注意补充各种维生素和钙剂。③对症处理：咳嗽剧烈时可用镇咳药；痰液黏稠时可用雾化吸入；必要时给予镇静剂能减少患儿因恐惧、忧虑、烦躁而诱发的痉咳，同时保证睡眠。

（3）药物治疗：百日咳的抗菌治疗首选大环内酯类抗生素，如红霉素、阿奇霉素或克拉霉素等。卡他期使用能减轻甚至避免痉咳，进入痉咳期后应用抗生素，则不能缩短百日咳的临床过程，但可以缩短排菌期及预防继发感染。①红霉素：首选药物，静脉滴注或口服，新生儿使用红霉素会有肥厚性幽门狭窄的风险，因此新生儿慎用。②阿奇霉素：可用于治疗肺炎、中耳炎、咽炎、扁桃体炎等，不良反应有可能会导致致命性心律失常的风险。③克拉霉素：可用于治疗呼吸道感染，常见的不良反应是胃肠道不适，如恶心、消化不良、呕吐、腹泻。

（4）中医治疗：中医称百日咳为"顿咳""鹭鸶咳"。除在急性期需要应用抗生素治疗外，中医治疗可改善症状，缩短病程。辨证施治法则包括①初咳期（外感风热）：宜疏风清热、化痰降气。②痉咳期（痰热闭肺）：

宜清热化痰、肃肺降逆。③恢复期（肺脾两虚）：宜益气养阴、补肺健脾。

（5）其他治疗：如有并发症，如肺实变和（或）肺不张时，需要支气管镜检查及肺泡灌洗。

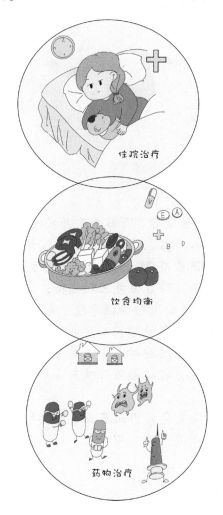

8　百日咳患者的护理应注意什么？

（1）日常护理。日常生活管理重点在于防止传染给他人。在疾病高发季节避免前往人群密集场所，去医院看病时做好呼吸道防护，戴外科口罩，注意咳嗽礼仪，家人中有发热、呼吸道症状者要注意隔离，避免传染给他人。

（2）家庭护理。婴幼儿在痉咳时，可能会因为咳嗽或咳痰导致呼吸道阻塞并造成窒息，所以幼儿需要家人全天在旁监护，夜晚咳嗽会加重，要特别注意。

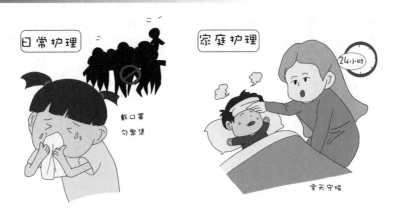

9 如何预防百日咳？

（1）隔离患者，控制传染源。百日咳无并发症的患者可在家隔离治疗，隔离期 30 ～ 40 天，但 6 个月以内的婴儿需住院隔离治疗。有百日咳接触史的易感儿童应予以隔离检疫 21 天，然后再进行预防接种。

（2）保护易感人群。接种百白破三联疫苗，注射时间为 3、4、5 月龄进行初次免疫，18 ～ 24 月龄进行加强免疫。完成初次免疫和加强免疫后，疫苗保护时间约为 6 年，随年龄增长而逐渐减弱。因此，疫苗对百日咳缺乏长期免疫作用，加强疫苗接种对减少发病非常重要。此外，对于未接受过疫苗注射的体弱婴幼儿，在接触百日咳患者后，可注射含抗毒素的免疫球蛋白预防。

（3）药物预防。对没有免疫力而有百日咳接触史的婴幼儿主张进行药物预防，可服用红霉素或复方磺胺甲噁唑，用药 7 ～ 10 天。

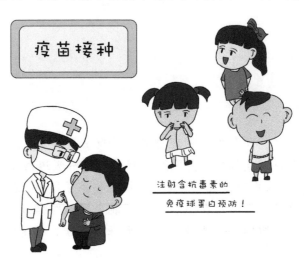

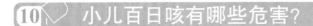

10 小儿百日咳有哪些危害？

（1）诱发多种并发症。小儿百日咳容易诱发肺炎等并发症，会导致出现发热、甚至咳嗽不止现象。所以，小儿百日咳要及时请医生诊治，在医生的指导下加强护理。

（2）百日咳的传染性较强。不仅影响患儿健康，而且影响其他儿童健康，因此小儿患病期间尽量隔离，避免传染给其他儿童。

（3）百日咳会导致免疫力下降。小儿百日咳会影响机体免疫功能，诱发多种并发症，可能会对儿童身体造成严重损伤，所以应尽早治疗、降低疾病造成的伤害。

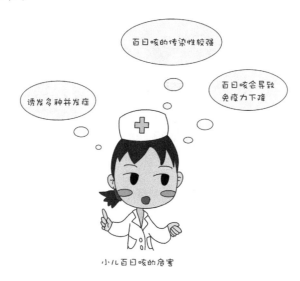

小儿百日咳的危害

11 百日咳有哪些常见并发症？

（1）百日咳脑病。最严重的并发症，多发生于痉咳后期（发生率2%～3%），表现为反复抽搐、意识障碍、高热，甚至出现脑水肿、脑疝而危及生命；系因痉咳引起脑血管痉挛，导致脑组织缺氧、缺血、出血或颅内高压等。

（2）支气管肺炎。痉咳期最常见的并发症，多为继发感染所致。发生支气管肺炎时，阵发性痉咳可暂时消失，而体温突然升高、呼吸浅而快、口唇发绀、肺部出现啰音，外周血白细胞升高（以中性粒细胞升高为主），X线胸片检查可见肺部病变。

（3）肺不张。由于支气管或细支气管被黏稠分泌物部分堵塞，多见于肺中叶和下叶，可能与中叶分泌物引流不畅有关。

（4）肺气肿及皮下气肿。由于痉咳或分泌物阻塞，导致肺气肿；当肺泡高压、肺泡破裂，会引起肺间质气肿，通过气管筋膜下会产生颈部皮下气肿，通过肺门会引起纵隔气肿，通过胸膜脏层会产生气胸。

（5）消化系统并发症，如营养不良、疝气、脱肛等。主要由于百日咳患儿呕吐及厌食导致；剧咳时，腹压增高可引起疝气和脱肛。

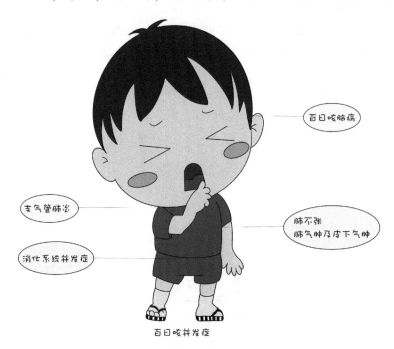

百日咳脑病

支气管肺炎

肺不张
肺气肿及皮下气肿

消化系统并发症

百日咳并发症

12 百日咳吃哪些食物对身体好？

宜选择细、软、烂、易消化吸收，且易吞咽的半流质或软食。因病程较长，注意选择热能高，含优质蛋白质、营养丰富的食物。

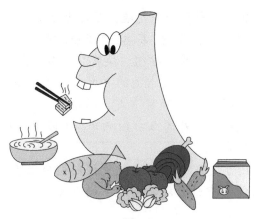

13 百日咳患者最好不要吃哪些东西?

（1）辛辣油腻食物。姜、蒜、辣椒、胡椒等辛辣食物对气管黏膜有刺激作用，会加重炎性改变；肥肉、油炸食品等油腻食物易损伤脾胃，使其受纳运化功能失常，使病情加重。

（2）海鲜发物。百日咳对海腥、河鲜之类食物特别敏感，咳嗽期间食之会导致咳嗽加剧，这类食物包括海虾、梭子蟹、带鱼、蚌肉、淡菜、鳗鱼、螃蟹等。

（3）生冷食物。生冷食物往往损伤脾胃，导致脾胃运化失调而使机体康复功能减弱，且使痰量增多。百日咳患儿往往食生冷食物后咳嗽加剧，特别是冰冻汽水、冰淇淋，这些食品又冷又甜，吃下去后常见痉咳加剧。再则食物必须煮熟煮烂，使之易于消化，百日咳患儿病程较长，食物宜以熟、烂、易于消化为主。

（4）激素。本病治疗时如未使用有效的抗生素，就用激素治疗，会使炎症扩散，不利于患儿康复。

（5）温补类药物。本病炎症期和痉咳期忌用温补类药物，如红参、生姜、丁香、菟丝子、淫羊藿等，以免助阳生火导致病情加重。

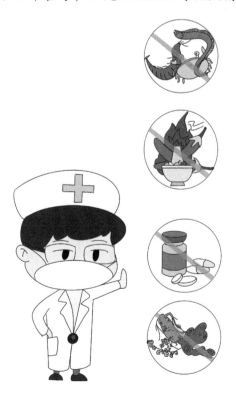

14 百日咳禁忌?

百日咳是一种常见的儿童传染病，1～6岁患病的较多，而且有较持久的免疫力，人在一生中得两次百日咳者极少见。儿童得百日咳后，除应及时治疗外，还应禁忌以下几点：

（1）忌关门闭户，空气不畅。由于频繁剧烈咳嗽、肺部过度换气，易造成氧气不足、一氧化碳潴留，故在室内要空气流通。

（2）忌烟尘刺激。

（3）忌卧床不动。宜在户外空气新鲜的地方适当活动，有利于减轻阵发性咳嗽。

（4）忌饮食过饱。过饱会加重胃肠负担、造成呼吸系统供血、供氧不足。要少吃、多餐，食易消化、富营养的食物，增强抗病能力。

（5）忌和其他患儿接触。因此时抵抗力、免疫力都比较低下，要避免感染引起别的并发症。

（6）忌疲劳过度。

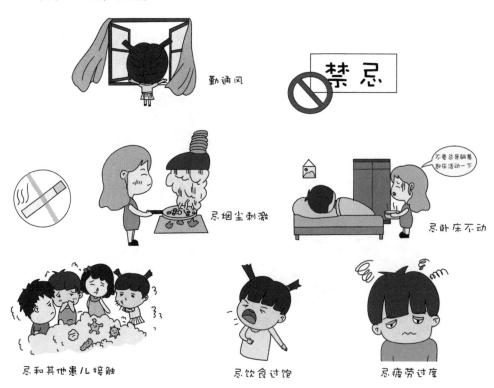

（欧阳新平　江丽萍　贺才琼）

第七章 猩红热

1 什么是猩红热？

猩红热是一种由 A 组 β 型溶血性链球菌感染所致的急性呼吸道传染病，为我国法定报告的乙类传染病，春冬季高发。

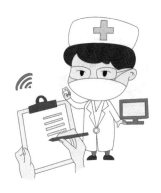

2 猩红热的发病率高吗？

20 世纪初期以前，猩红热发病率和病死率均很高，是世界各地广泛流行的严重传染病。进入 20 世纪后，由于抗菌药物的广泛应用、社会环境的改变等因素，其发病率基本维持在相当低的散发状态且临床症状趋于轻症，重症少见。但近几年猩红热的发病率又有上升趋势。

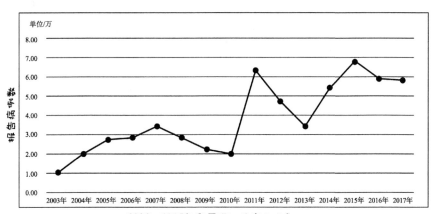

2003～2017年我国猩红热病例报告

3 引起猩红热的真凶是谁?

A组β型溶血性链球菌,又称化脓性链球菌,革兰氏染色阳性,直径为 0.5 ～ 2.0μm,无芽孢或鞭毛,呈球形或卵圆形链状排列,刚从体内检出时带有抗吞噬作用的荚膜。根据菌体细胞膜所含的抗原可分为 A ～ U(无 I、J)19 组,其中引起猩红热的主要病原体含有 A 组抗原。M、R、T、S 为菌体的四种表面抗原,其中 M 蛋白是该细菌的主要菌体成分。

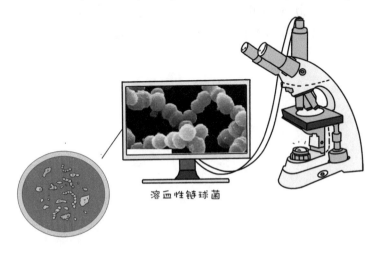

溶血性链球菌

4 A 组 β 型溶血性链球菌如何引起猩红热?

A组β型溶血性链球菌从机体咽峡部侵入并在咽部黏膜及局部淋巴组织不断增殖产生毒素(红疹毒素和溶血素)和蛋白酶类(链激酶、透明质酸酶和链道酶等),毒素和蛋白酶类进入血液,同时作为猩红热主要致病因子的M表面抗原发挥免疫毒性和抗吞噬作用,从而造成机体的化脓性、中毒性和变态反应性病变。故菌体本身及其所产生的毒素和蛋白酶类是A组β型溶血性链球菌致病力的主要来源。

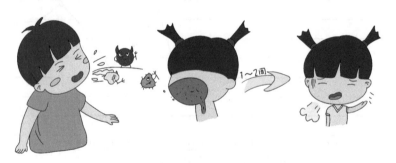

5 A组β型溶血性链球菌的抵抗力如何?

A组β型溶血性链球菌可在痰液及脓液中生存数周,但对热和干燥抵抗力较弱,在温度达到56℃、30分钟的环境下或者一般的消毒剂都可将其杀灭。

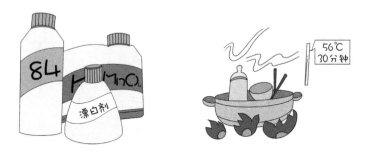

6 猩红热如何传播?

(1)猩红热患者及带菌者是主要传染源,其中由A组β型溶血性链球菌感染引起的咽峡炎患者因其排菌量大且易被忽视,故成为重要传染源。

(2)猩红热主要通过飞沫传播,有时也可经皮肤伤口、产妇产道或食物等传播。

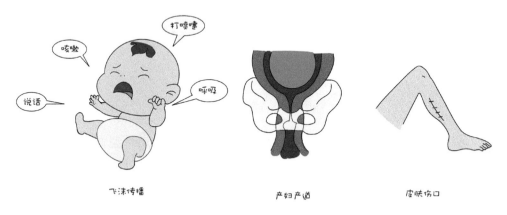

飞沫传播　　　　　　　产妇产道　　　　　　　皮肤伤口

7 谁更容易患病?

人群普遍易感,绝大多数发病年龄集中于15岁以下,尤其儿童最易感染。

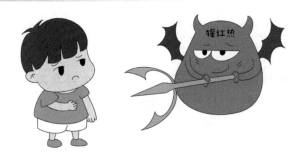

8 猩红热一般潜伏期多久？

猩红热潜伏期 1～7 天，一般为 2～3 天。

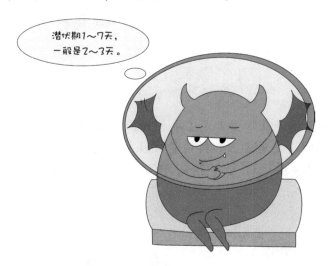

潜伏期1～7天，一般是2～3天。

9 猩红热分为哪几种类型？

猩红热可分普通型、中毒型、脓毒型、外科型或产科型四类。

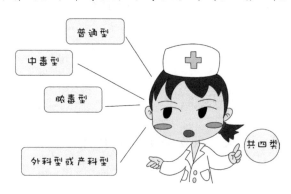

普通型

中毒型

脓毒型

外科型或产科型

共四类

82

10 不同类型的猩红热临床特点有何不同？

（1）普通型：临床最多见，典型特征为发热、咽峡炎、皮疹。

1）发热：体温可升高至39℃左右，多为持续性，可伴有全身不适、头痛等中毒症状，小儿常见呕吐。

2）咽峡炎：表现为咽痛，吞咽时加重。咽部或扁桃体充血、红肿。扁桃体可见脓性分泌物，软腭可见充血或血性黏膜内疹。

3）皮疹：多见于发病后1～2天。首发于耳后、颈及上胸部，24小时内迅速扩散至全身，48小时达高峰。典型皮疹为全身弥漫性猩红色点状皮疹，表现为皮肤弥漫性出血且出现分布均匀的针尖样大小的丘疹，压之皮肤由红色暂褪成苍白色，常伴有瘙痒感。但当皮疹出现在肘窝腋窝等皮肤褶皱处且密集成线时，压之不褪色，称"帕氏线"。面部可无皮疹出现，仅有充血表现，口鼻周围皮肤充血不明显，对比形成"口周苍白圈"。病程初期或出疹初期，舌质上覆灰白色苔，边缘充血水肿，舌刺突起，形成"白草莓"舌；2～3天后舌苔脱落，舌面呈深红色，舌刺仍红肿突起，形成"杨梅"样舌。皮疹一般2～4天后依出疹顺序消退，重者可持续7天左右。

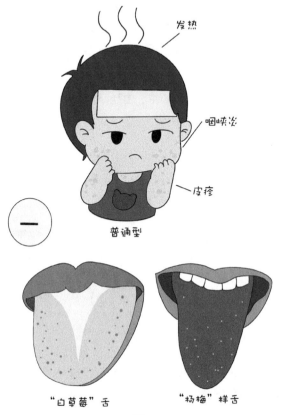

"白草莓"舌　　　"杨梅"样舌

（2）中毒型：临床少见，典型特征为明显的毒血症症状。出现高热、剧烈呕吐、意识障碍等症状，甚至出现中毒性心肌炎或感染性休克。皮疹明显，可为出血性，但咽峡炎较轻。若发生皮疹仅隐约可见。此型病死率高。

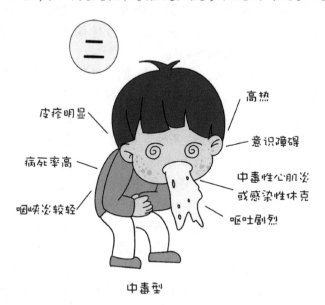

中毒型

（3）脓毒型：临床罕见，多见于免疫力低下、卫生状况差的小儿。发热高于40℃，中毒症状明显。咽部脓性分泌物多，常形成脓性假膜，易波及周围组织，形成化脓性中耳炎等，入血后还可引起败血症。

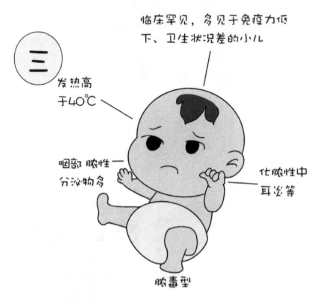

脓毒型

（4）外科型或产科型：病原菌从伤口或产道入侵机体，皮疹起于伤口或产道周围，随后蔓延全身，无咽峡炎症状。此型症状较轻，预后良好。

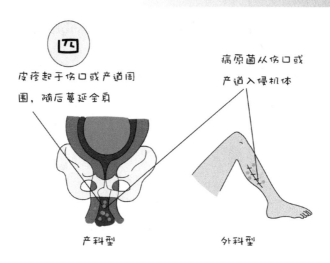

皮疹起于伤口或产道周围，随后蔓延全身

病原菌从伤口或产道入侵机体

产科型　　　　外科型

11 如何确诊猩红热?

有流行病学史（与咽峡炎或猩红热患者的接触史或当地有猩红热流行）和典型的临床症状并结合以下辅助检查：

（1）血常规检测白细胞总数增加，以中性粒细胞为主。

（2）免疫荧光法检测咽拭子涂片呈阳性。

（3）细菌培养病灶标本中获得A组链球菌（确诊标准）。

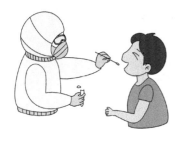

免疫荧光法检测咽拭子涂片呈阳性

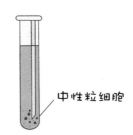

中性粒细胞

血常规检测白细胞总数增加，以中性粒细胞为主

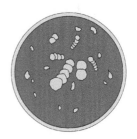

细菌培养病灶标本中获得A组链球菌

12 猩红热患者如何治疗?

（1）一般治疗：呼吸道隔离，卧床休息，予以充分的热量和营养，保持口腔清洁。

（2）抗菌治疗：首选青霉素，青霉素过敏者，可用红霉素或头孢菌素代替。早期抗菌可缩短病程，降低并发症发生率。

（3）切开引流或手术治疗：当病灶化脓时，据化脓的情况决定进行脓肿切开引流还是手术治疗。

（4）若发生感染中毒性休克，在抗菌的同时还要进行抗休克治疗，补充血容量等。

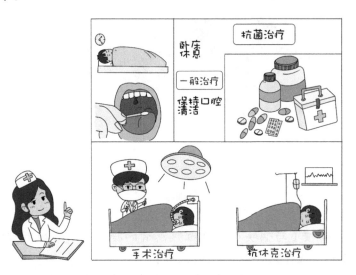

13 出现发热时，应如何处理？

保持室内合适的温、湿度并密切监测体温变化；多喝水；温水擦浴并及时更换汗湿衣物，必要时遵医嘱予以退热剂，维持正常体温。

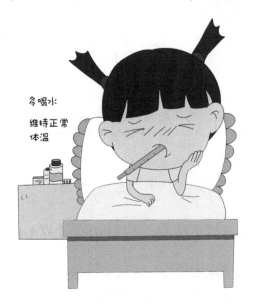

14 如何减轻咽部疼痛？

多喝水，促进毒素排出。食用易消化的流质、半流质或软食，忌酸、辣、干、硬的刺激性食物。咽痛明显时，可通过冥想、看电视、听音乐等方式转移注意力，必要时遵医嘱服用止痛药物。

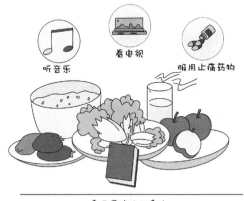

食用易消化的食物

15 如何保护皮肤？

（1）出疹期及时评估出疹情况，勤剪指甲，以防抓挠。保持皮肤清洁。

（2）皮疹瘙痒时，可局部涂抹炉甘石洗剂止痒，应尽量避免抓挠皮肤，以防感染。

（3）皮疹脱屑干燥时，可涂凡士林或液体石蜡局部保湿。切忌用手剥离皮屑，应使其自然脱落。若为大块脱皮，可用消毒剪刀剪除，以防皮肤破损引起继发感染。

（4）皮疹破损或化脓性改变时，应局部消毒。出血或渗出时，应予以包扎。

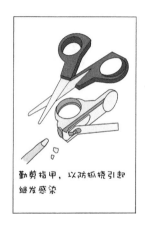

勤剪指甲，以防抓挠引起继发感染

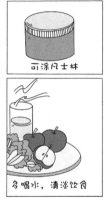

多喝水，清淡饮食

16 猩红热可否治愈？

可治愈。

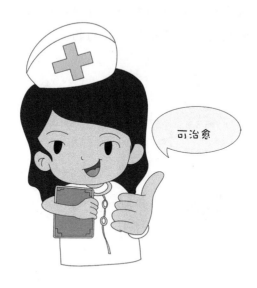

17 治愈后会有后遗症吗？

多数病例预后良好，不会存在后遗症。但少数患者可能出现脉管炎、风湿热、变应性亚败血症综合征、肾小球肾炎、关节炎等变态反应性并发症，应警惕这些并发症带来的长远影响。

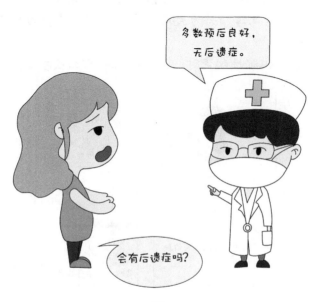

18 痊愈后是否会再次患病呢？

机体在感染后可获得较长时间的抗菌和抗毒免疫力。如若感染其他的A组链球菌仍可发病。

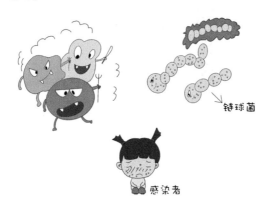

链球菌

感染者

19 有针对性疫苗吗？

目前尚无有效疫苗可以接种。

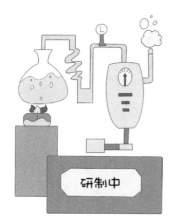

研制中

20 如何预防感染传播？

（1）管理传染源：及时隔离并积极治疗确诊患者，隔离观察密切接触者及可疑感染者，直到符合解除隔离标准。

（2）切断传播途径：流行期间避免人群聚集。接触可疑患者时要戴口罩。勤洗手，勤晒被褥，室内定时通风换气，做好清洁消毒工作。餐具消毒,吃熟食,注意饮食卫生。

(3)保护易感人群:做好对儿童的保护工作,避免儿童与患者的接触,机构做好排查工作。

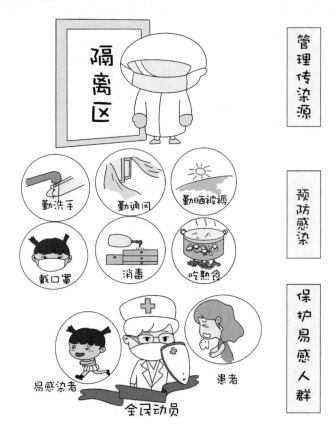

21 解除隔离的标准是什么?

咽拭子培养 3 次均呈阴性且无化脓性并发症出现时,可解除隔离(隔离时间不少于 7 天)。

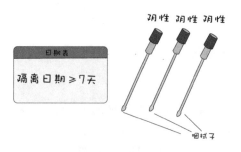

(李　辉　李俊宜　何平平)

第八章 风 疹

1 什么是出疹性疾病?

幼儿发热的同时以及发热后可伴随有皮肤出疹的情况，可统称为出疹性疾病。常见的出疹性疾病有：幼儿急疹、手足口病、水痘、猩红热、麻疹、风疹等。

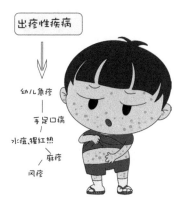

2 什么是风疹?

风疹是由风疹病毒引起的急性呼吸道传染病。主要表现为发热、全身皮疹、耳后及枕部淋巴结肿大等。一年四季均可发生，但以冬、春季发病为多。

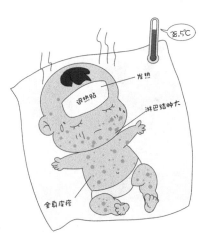

3 为什么叫风疹？

风疹的皮疹来得快，一天内迅速布满全身；去得也快，不留色素沉着，如一阵风似的，风疹因此而得名。

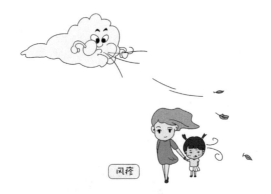

4 风疹病毒如何灭活？

风疹病毒在体外的生存力弱，对紫外线、乙醚等敏感，不耐热，pH < 3.0 可将其灭活。

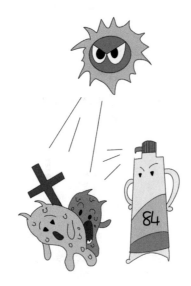

5 引起风疹的真凶是谁？

风疹是由风疹病毒引起的，风疹病毒是一种 RNA 病毒，是只限于人类感染的一种病毒。

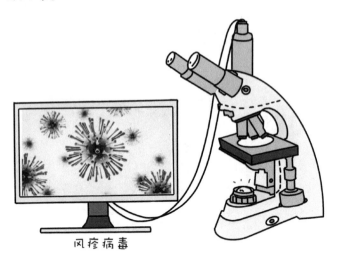

风疹病毒

6 哪些人容易感染风疹病毒？

1～5 岁的幼儿是易感人群，年龄越小，发病概率越高。

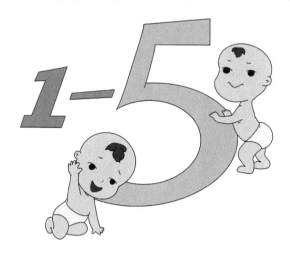

7 风疹病毒是如何传播的？

风疹患者是风疹病毒唯一的传染源。风疹病毒主要由飞沫经呼吸道传播，但是孕妇患风疹可以通过胎盘垂直传播给胎儿。

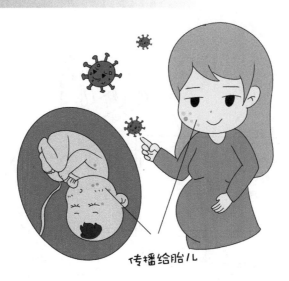

传播给胎儿

8 风疹的传染期有多久?

风疹的传染期在发病前 5 ～ 7 天和发病后 3 ～ 5 天，起病当天和前一天的传染性最强。

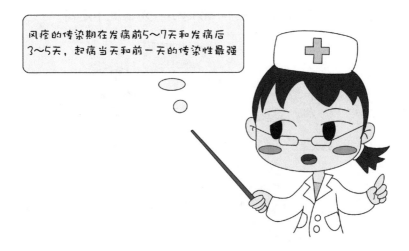

风疹的传染期在发病前5～7天和发病后3～5天，起病当天和前一天的传染性最强

9 风疹患者有哪些症状?

（1）获得性风疹：早期咳嗽，咽痛，轻中度发热，耳后、枕部淋巴结肿痛。发热 1 ～ 2 日后开始出现皮疹，面部先出，1 日内波及全身，躯干背部较多。2 ～ 3 日后皮疹消退，无色素沉着，全身症状消失。

（2）先天性风疹：是妊娠 3 个月内的孕妇感染风疹病毒垂直传给胎儿的，可引起死胎、流产或新生儿各种畸形或多个脏器损伤。

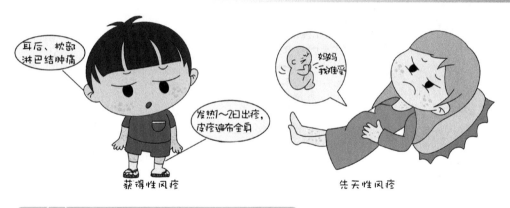

获得性风疹　　　　　　　　先天性风疹

10 风疹对孕妇有何危害?

孕妇妊娠早期初次感染风疹病毒后,病毒可以通过胎盘进入胎儿体内,常常造成流产或者死胎;还可导致胎儿发生先天性风疹综合征,引起胎儿畸形,如失明、先天性心脏病、耳聋和小头畸形等。

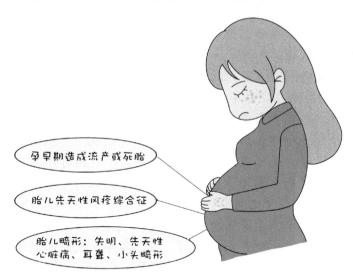

11 如何诊断风疹?

(1)既往未患过风疹,在发病前 14～21 天内与确诊的风疹患者有明确接触史。

(2)临床表现:低中度发热,1～2 天后全身皮肤出现淡红色充血性斑丘疹,耳后、枕部、颈部淋巴结肿大或结膜炎伴有关节痛。

(3)实验室检查:咽拭子或者尿液标本分离到风疹病毒或者检测到风疹病毒核酸,血清风疹 IgM 抗体阳性。

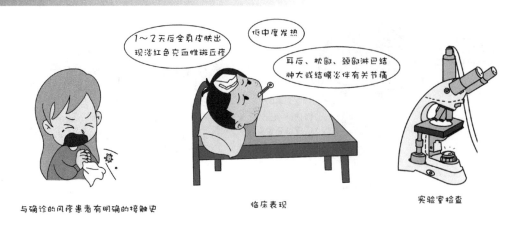

与确诊的风疹患者有明确的接触史　　　　临床表现　　　　实验室检查

12 风疹与其他出疹性疾病的区别?

（1）幼儿急疹：又称婴儿玫瑰疹，多见于6个月至2岁的小儿，尤以1周岁以内的婴儿多见，传染性不强。患儿突发高热，体温39～40℃以上，持续3～5天后体温骤降，热退疹出，皮疹形态多样，经2～3天后皮疹消退，不留任何痕迹。

（2）手足口病：可由多种肠道病毒引起，多发生于5岁以下儿童，尤其以3岁以下的婴幼儿发病率最高。全年均可发病，3～11月份多见，6～8月份是高峰期。本病多表现为口腔黏膜出现散在疱疹，同时手掌、脚掌或臀部其中一个或多个部位出现斑丘疹、米粒大小疱疹等皮疹。可有发热，时间2～7天不等，也可以只有皮疹而不发热。可同时伴有咳嗽、流涕等呼吸道症状或者腹痛、腹泻等胃肠道症状。重症病例可危及生命，需及时就医。肠道病毒不同亚型之间不会形成交叉免疫，因此手足口病是会再发的。

（3）水痘：是水痘-带状疱疹病毒初次感染所致。主要是2～10岁的儿童发病，学龄前儿童发病率最高。冬、春季多发。本病起病急，发热24小时内出现皮疹，出疹顺序：发际→躯干→头部→全身。皮疹发展迅速，开始为红斑疹，数小时内可变成丘疹，继而变成瘙痒性疱疹，最后干结成痂。同一部位可见斑疹、丘疹、疱疹和结痂同时存在，被称为"四世同堂"。1～2周后痂皮脱落，一般不留瘢痕。可通过接种水痘疫苗来进行预防。

（4）麻疹：是由麻疹病毒感染所致，多发于6个月到5岁的婴幼儿，冬、春季多见。本病的特点是高热3天，出疹3天，退3天。初期高热、流泪、流涕、咳嗽，2～3天后口腔双侧颊部黏膜可见直径0.5～1mm大小的白色斑点，周围有红晕。高热第四天开始出疹，出疹顺序：耳后→颜面→颈部→上肢→躯干→下肢，玫瑰红色斑丘疹，压之褪色，可相互融合。出疹时体温可高达41℃，颈部淋巴结肿大，肝脾肿大，可伴发支气管肺炎、中耳炎、脑炎等。可通过接种麻疹减毒活疫苗来进行预防。

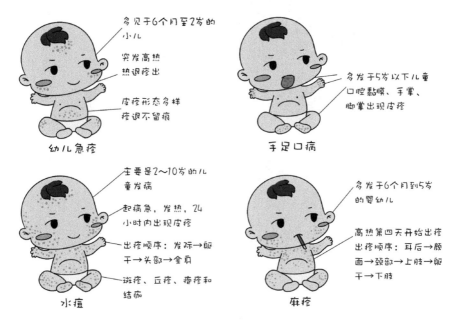

多见于6个月至2岁的小儿

突发高热 热退疹出

皮疹形态多样 疹退不留痕

幼儿急疹

多发于5岁以下儿童 口腔黏膜、手掌、脚掌出现皮疹

手足口病

主要是2~10岁的儿童发病

起病急，发热，24小时内出现皮疹

出疹顺序：发际→躯干→头部→全身

斑疹、丘疹、疱疹和结痂

水痘

多发于6个月到5岁的婴幼儿

高热第四天开始出疹 出疹顺序：耳后→颜面→颈部→上肢→躯干→下肢

麻疹

13 常用治疗方案有哪些？

风疹尚无特效治疗，以对症治疗为主，如降温，镇咳等。

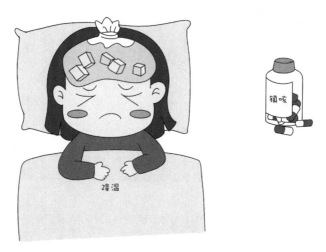

降温

镇咳

14 何时需要去看医生及住院处理？

如果出现高热、嗜睡、昏迷、惊厥这些症状，需马上送往医院进一步治疗。

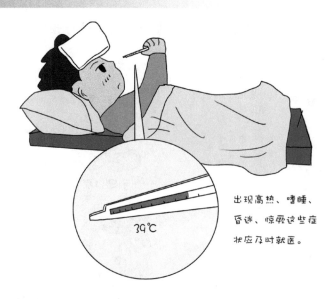

出现高热、嗜睡、昏迷、惊厥这些症状应及时就医。

15 孕妇感染风疹后如何处理？

妊娠 3 个月内的孕妇一旦发生风疹，应考虑终止妊娠。

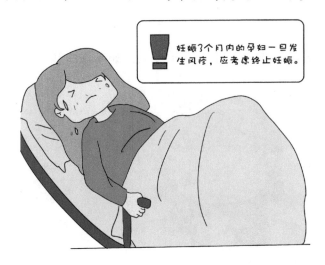

妊娠3个月内的孕妇一旦发生风疹，应考虑终止妊娠。

16 风疹患者的日常护理应注意什么？

（1）发热患儿需及时使用物理或者药物降温；注意避免患儿用手抓皮肤瘙痒处，以免引起皮肤感染；及时更换干净、干燥的衣物，保持皮肤的清洁和干燥。

（2）房间注意多通风，温度适宜，每天进行空气消毒。

（3）多饮水，饮食宜清淡，忌辛辣、油腻、刺激性的食物，可选择富含维生素及富有营养、容易消化的半流质或者流质食物。注意休息，避免劳累。

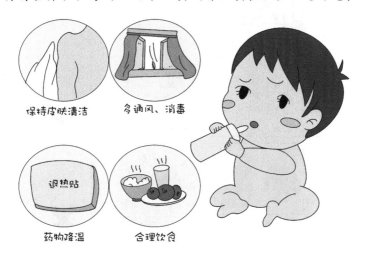

保持皮肤清洁　　　多通风、消毒

药物降温　　　合理饮食

17　风疹患者需要隔离吗？

风疹患者需隔离至出疹后满 5 日，医学证明已治愈。

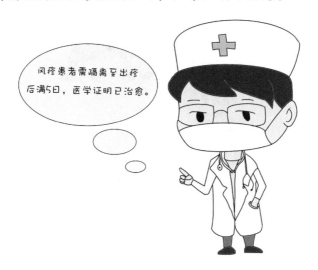

18　如何预防风疹？

预防风疹最有效的方法是接种风疹减毒活疫苗。避免与风疹患者面对面接触，不要与风疹患者面对面谈话等；在风疹流行季节少去人员密集的场所，注意佩戴口罩，尤其是妊娠早期的孕妇更应注意。

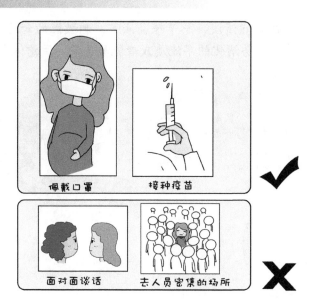

佩戴口罩　　接种疫苗　　✔

面对面谈话　　去人员密集的场所　　✘

19 哪些人应接种风疹疫苗？

接种的主要对象是 8 个月以上的小儿及儿童、易感的育龄期妇女。

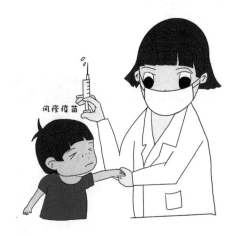

风疹疫苗

20 哪些人不适宜接种风疹疫苗？

（1）已知对该疫苗所含任何成分过敏者。

（2）患急性疾病、严重慢性病、慢性疾病的急性发作期和发热者。

（3）妊娠期妇女。

（4）免疫缺陷、免疫功能低下或正在接受免疫抑制治疗者。

（5）患脑病、未控制的癫痫或其他进行性神经系统疾病者。

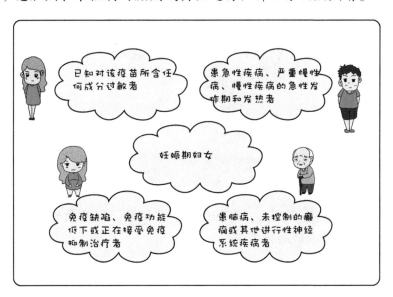

21 幼儿什么时候接种风疹疫苗？

风疹疫苗已经列入计划内免费疫苗了。按照规定8月龄时接种麻疹＋风疹二联疫苗，18月龄时接种麻疹＋腮腺炎＋风疹三联疫苗。

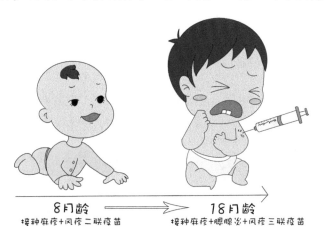

22 孕妇可以接种风疹疫苗吗？

孕妇千万不能接种风疹疫苗，一旦接种将会和感染风疹病毒一样对胎儿造成不良影响。

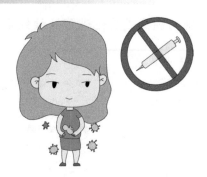

23 接种风疹疫苗后多久可以怀孕?

妇女在注射风疹疫苗后,3个月内不宜怀孕。因此最好在准备怀孕前3～8个月注射风疹减毒活疫苗。

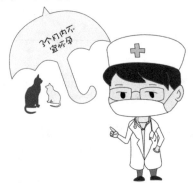

24 接种风疹疫苗需要注意什么?

接种疫苗的前一天和后一天都要注意休息好,不做剧烈运动,建议不吃鸡蛋或者过敏性食物。接种部位24小时内要保持干燥和清洁,尽量不要洗澡。

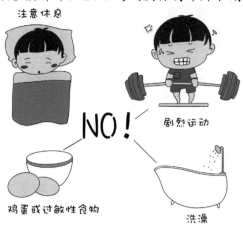

25 接种风疹疫苗后可能会出现哪些不良反应?

一般无不良反应,少数人会出现发热、皮疹、淋巴结肿大等。一般不需要特殊处理,可以自行改善。

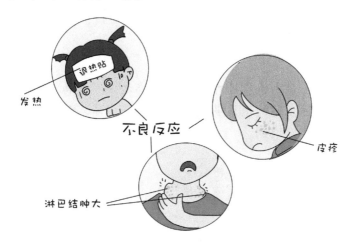

26 风疹的预后如何?

风疹一般病情较轻,预后良好。一次感染,可获得终生免疫。

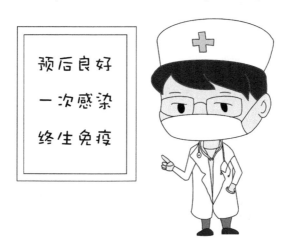

(欧 瑜 顾洪丰 胡 密)

第九章 麻 疹

1 什么是麻疹？

　　麻疹是儿童最常见的急性呼吸道传染病之一，其传染性很强，在人口密集而未普遍接种疫苗的地区易发生流行。《中华人民共和国传染病防治法》规定其为乙类传染病。

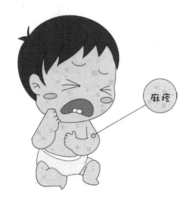

2 引起麻疹的真凶是谁？

　　麻疹是由麻疹病毒感染引起的急性呼吸道传染病。

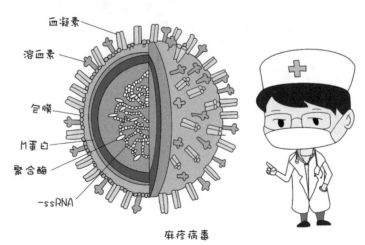

血凝素
溶血素
包膜
M蛋白
聚合酶
-ssRNA

麻疹病毒

3 哪些人更容易得麻疹?

（1）1岁以下的婴儿、孕妇、老人；妊娠期妇女得此病可使婴儿发生先天性麻疹。

（2）没有接种麻疹疫苗的人。

（3）缺乏维生素A，免疫系统较弱的人。

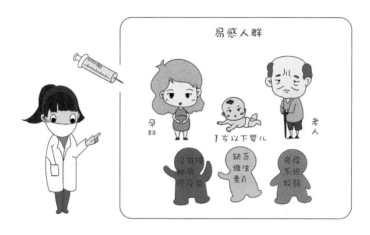

4 麻疹流行的时间?

（1）以春、冬季高发，但全年均有发病病例。

（2）我国麻疹疫苗推广以后，高峰期为1～5月，因此要在此阶段中做好防护，预防麻疹。

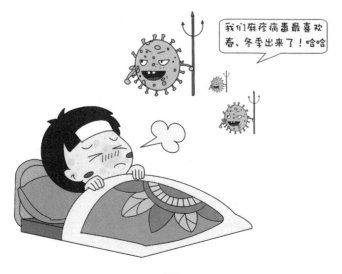

5 麻疹病毒是怎样传播的?

主要经呼吸道和飞沫传播,患者打喷嚏、咳嗽时病毒随排出的飞沫经口、咽部、鼻部或眼结膜侵入。

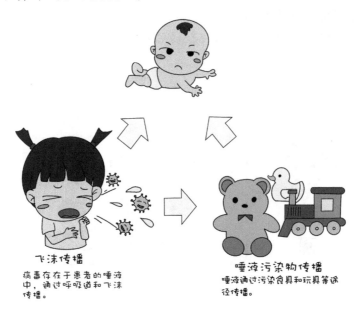

飞沫传播
病毒存在于患者的唾液中,通过呼吸道和飞沫传播。

唾液污染物传播
唾液通过污染食具和玩具等途径传播。

6 麻疹的传染源是谁?

人是麻疹病毒的唯一宿主,因此麻疹患者是唯一的传染源。急性期的患者是最主要的传染源,发病2天至出疹5天内均有传染性,前驱期传染性最强,出疹后逐渐减低,疹退后无传染性。

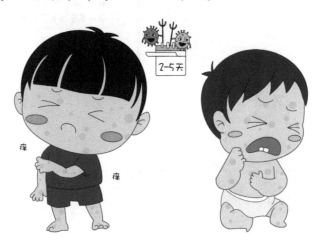

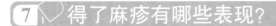

7 得了麻疹有哪些表现？

发热（体温可达40℃）、咳嗽、流涕、咽痛、眼结膜充血、畏光、流泪、口腔黏膜出现带有红晕的灰白色小点（科氏斑也称麻疹黏膜斑）及全身红色斑丘疹，并常并发肺炎而危及生命。

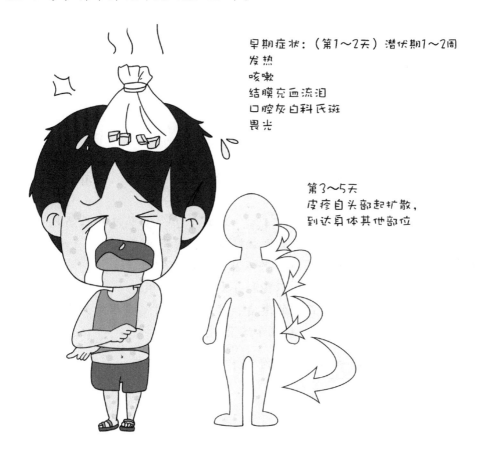

早期症状：（第1～2天）潜伏期1～2周
发热
咳嗽
结膜充血流泪
口腔灰白科氏斑
畏光

第3～5天
皮疹自头部起扩散，
到达身体其他部位

8 如何诊断麻疹？

（1）持续性发热、咽痛、畏光、流泪、眼结膜红肿等。在口腔颊黏膜处见到科氏斑。

（2）发热4天左右全身皮肤出现红色斑丘疹。出疹顺序为：先耳后、颈部，而后躯干，最后遍及四肢。退疹后皮肤脱屑并有暂时性色素沉着。

（3）2周前与麻疹患者有接触史。在出疹后第一天或第二天抽血检查血清麻疹抗体，如果检查结果是阳性就可以确诊。

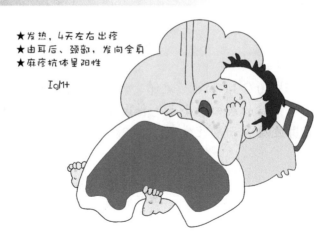

★发热，4天左右出疹
★由耳后、颈部，发向全身
★麻疹抗体呈阳性
IgM+

9 麻疹的主要并发症有哪些？

（1）肺炎。麻疹最常见的并发症，常见于5岁以下、原有佝偻病和营养不良的小儿。

（2）喉炎。发生率为1%～4%，多见于2～3岁以下婴幼儿，程度轻者预后较好，若继发细菌感染则病情加重，常呈声音嘶哑，犬吠样咳嗽，容易气道梗阻，出现吸气困难，若不及时处理可窒息。

（3）心肌炎。常见于营养不良和并发肺炎的小儿。

（4）脑炎。免疫功能正常的患者，麻疹脑炎的发病率约为麻疹患者的1%。多见于2岁以上儿童，病程1～2周。

麻疹的主要并发症：

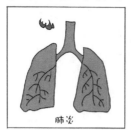
肺炎

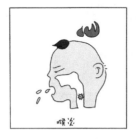
喉炎

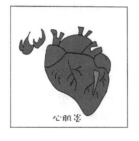
心肌炎

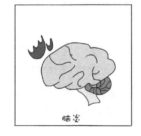
脑炎

10 怎样区别风疹和麻疹？

（1）风疹前驱期短，全身症状和呼吸道症状轻。

（2）风疹发热 1～2 天出疹，无科氏斑，皮疹分布以面、颈、躯干为主。

（3）风疹 1～2 天皮疹消退，无色素沉着和脱屑，常有耳后及颈部淋巴结肿大。

（4）麻疹和风疹实验室诊断特异、明确。

麻疹与风疹的区别

名称	结膜炎	咽痛	科氏斑	出疹时间	皮疹特征
麻疹	有	有	有	发热3-4天	红色斑丘疹由耳后开始
风疹	有或无	有或无	无	发热1-2天	淡红色斑丘疹由面部开始

11 怎样区别麻疹与幼儿急疹？

幼儿急疹：常见于 6 个月左右的婴幼儿。全身出现玫瑰色散在米粒或针尖大小的皮疹，但面部及四肢远端皮疹甚少。

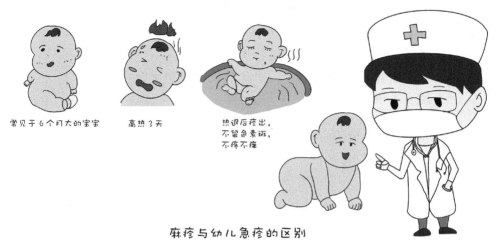

常见于6个月大的宝宝　　高热3天　　热退后疹出，不留色素斑，不疼不痒

麻疹与幼儿急疹的区别

名称	结膜炎	咽痛	科氏斑	出疹时间	皮疹特征
麻疹	有	有	有	发热3-4天	红色斑丘疹由耳后开始
幼儿急疹	无	无	无	热骤降出疹	全身玫瑰色散在米粒或针尖大小的皮疹，但面部及四肢远端皮疹甚少

12 得了麻疹，怎样治疗？

（1）一般治疗。房内常通风保持空气新鲜，房内温度保持在 18～22℃，湿度50%～60%；

（2）对症治疗。在维生素A缺乏地区的麻疹患儿应补充维生素A。

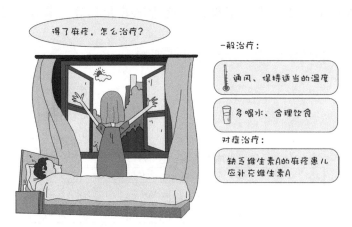

13 怎样照顾麻疹高热时的宝宝？

（1）密切观察宝宝的体温、面色、呼吸情况，每1～4小时给宝宝测一次体温。

（2）可以用温水擦浴，但不能用酒精擦浴、冷敷；要积极配合医生治疗，及时用药，按照医嘱给宝宝用小量退热剂。

（3）绝对卧床休息至皮疹消退、体温正常。

（4）衣被穿盖适宜，忌捂汗，出汗后及时擦干更换衣被。

（5）适当多喂温开水。

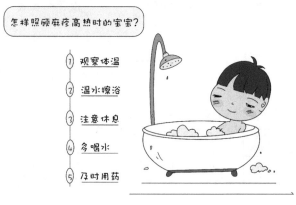

14 宝宝出现麻疹时怎样保护好宝宝的皮肤?

（1）保持宝宝的皮肤清洁。可以给宝宝沐浴或者擦身，在保温情况下，每日用温水擦浴更衣1次（忌用肥皂），注意水温和保暖，避免感冒；腹泻儿应注意臀部清洁。

（2）及时修剪宝宝的指甲或用纱布将宝宝的手包起来，避免宝宝抓伤皮肤继发感染。

（3）保持床单、衣服、被褥的清洁、干燥和平整；给宝宝穿全棉的、柔软的衣服。

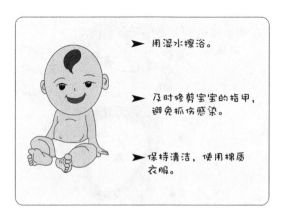

15 宝宝得了麻疹后饮食应注意什么?

（1）发热期间给予清淡易消化的流质饮食，如牛奶、豆浆、蒸蛋等。

（2）常更换食物品种并做到少食多餐，以增加食欲利于消化。

（3）多喂温开水及热汤。在2次喂奶之间适当给宝宝喂点温开水，天气热时可以增加喂水的次数，以利于排毒、退热、透疹。

（4）恢复期应添加高蛋白、高维生素的食物。指导家长做好饮食护理。

（5）忌吃油炸粗糙类食物、海腥发物、辛辣类食物。

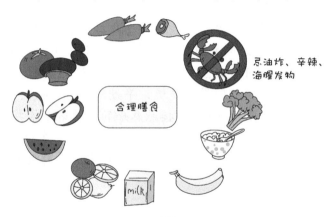

16 宝宝得了麻疹后怎样隔离？

（1）对宝宝采取呼吸道隔离至出疹后5天，有并发症者延至疹后10天。

（2）要保持室内空气的流通和新鲜。每天早晚开窗通风半小时，同时特别注意避免风口对着宝宝。

（3）要减少来探望宝宝的人数，以避免他人将病菌传染给宝宝而加重宝宝肺炎。

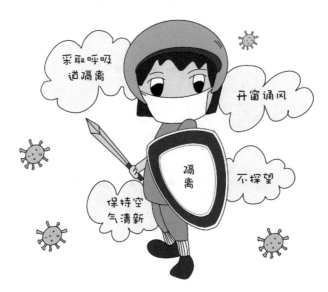

17 怎样预防麻疹？

（1）主动免疫。没得过麻疹的小儿都应接种麻疹减毒活疫苗，这是最有效的预防麻疹的方法。我国的免疫程序为儿童满8月龄接种第一剂，满18～24月龄接种第二剂。

（2）被动免疫。年幼、体弱患病的易感儿接触麻疹后，可在接触患者后5天内注射人血丙种球蛋白3ml（或每次0.25ml/kg）可防止发病。在接触患者6天后注射，可减轻症状。免疫有效期3～8周。

（3）控制传染源。要做到早期发现，早期隔离。一般患者隔离至出疹后5天，合并肺炎者延长至10天。接触麻疹的易感者应检疫观察3周。

（4）切断传染途径。患者衣物应在阳光下暴晒，患者曾住房间宜通风并用紫外线照射；流行季节中做好宣传工作，易感儿尽量少去公共场所。

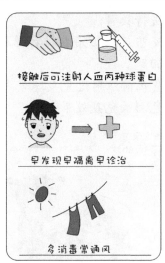

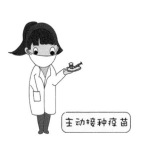

18 接种麻疹疫苗时怎样选择麻疹疫苗的种类？

8 月龄的婴幼儿接种 1 剂麻疹 - 风疹联合疫苗（MR），并在 18 月龄接种 1 剂麻疹 - 流行性腮腺炎 - 风疹疫苗（MMR）（简称麻腮风疫苗）；未感染过麻疹且既往无含麻疹成分疫苗免疫史或麻疹疫苗免疫史不详的其他人群，推荐接种 1 剂麻疹 - 风疹联合疫苗（MR）。

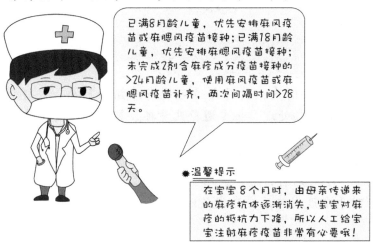

已满8月龄儿童，优先安排麻风疫苗或麻腮风疫苗接种；已满18月龄儿童，优先安排麻腮风疫苗接种；未完成2剂含麻疹成分疫苗接种的>24月龄儿童，使用麻风疫苗或麻腮风疫苗补齐，两次间隔时间>28天。

✱温馨提示

在宝宝8个月时，由母亲传递来的麻疹抗体逐渐消失，宝宝对麻疹的抵抗力下降，所以人工给宝宝注射麻疹疫苗非常有必要哦！

19 接种麻疹疫苗有哪些注意事项？

（1）接种疫苗之前，应如实向预防接种的医生和护士告知需要接种者的身体健康状况。如果有感冒、发热等不适的表现，请咨询预防接种医生，根据医生建议进行接种。

（2）接种疫苗后，必须在接种单位休息观察至少30分钟，经医生确定安全后才能回家。

（3）若儿童此前注射过免疫球蛋白，则应间隔2～3个月接种含麻疹成分疫苗，以免影响免疫效果。

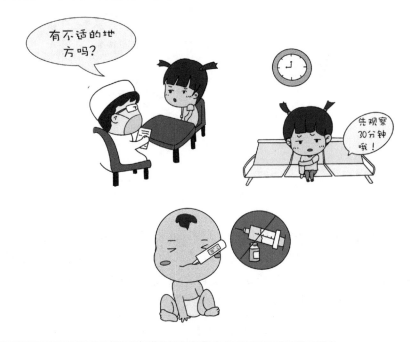

20 接种麻疹疫苗后有哪些不良反应？

（1）接种24小时内，打针部位可能有疼痛和触痛，一般会在2～3天内自行消失，无须处理。但要避免儿童抓、挠；打针处保持清洁，避免沾水。

（2）接种1～2周内可能出现一过性发热反应，大多数为轻度发热，一般持续1～2天后自行缓解，不需处理；必要时适当休息，多喝水，注意保暖；对于中度发热反应或发热时间超过48小时者，可采用温水擦浴等措施。

（3）接种6～12天内，少数儿童可能出现一过性皮疹，一般不超过2天可自行缓解，无须特殊处理，但严重时要及时就医。

（4）接种麻疹-流行性腮腺炎-风疹疫苗（MMR）后少数接种者可有轻度腮腺和唾液腺肿大，一般在1周内自行好转，但严重时及时就医。

（5）成年人接种麻疹-风疹联合疫苗（MR）后，极少数可能发生关节炎、大关节疼痛、肿胀等。

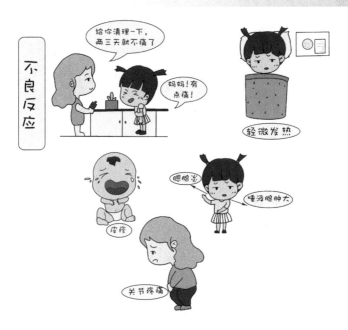

21 麻疹的居家预防措施有哪些？

（1）养成良好的个人卫生习惯，勤洗手，双手沾上呼吸系统分泌物后要立即按七步洗手法洗手。

（2）做好居室的清洁和卫生，保持室内空气流通。

（3）做好麻疹患者的隔离，彻底清洗麻疹患儿用过的玩具和家具，必要时可用酒精消毒，衣物应在阳光下暴晒，房间多通风。

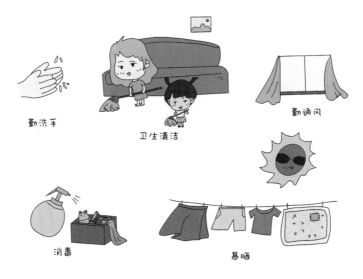

（莫文娟　周伟蓉　廖慧颖）

第十章　流行性腮腺炎

1 什么是流行性腮腺炎?

流行性腮腺炎是由腮腺炎病毒所引起的急性呼吸道传染病。以腮腺非化脓性炎症、腮腺区肿痛为临床特征。主要发生在儿童和青少年。全年均可发病，以冬、春季为主。

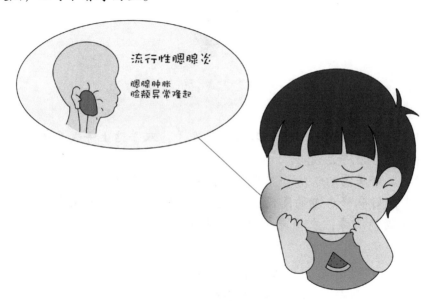

流行性腮腺炎

腮腺肿胀
脸颊异常隆起

2 引起流行性腮腺炎的真凶是谁?

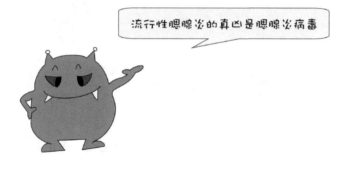

流行性腮腺炎的真凶是腮腺炎病毒

3　腮腺炎病毒有何形态特征？

腮腺炎病毒呈球形，大小悬殊，直径 100 ～ 200nm。抗原结构稳定，只有一个血清型，但至少分为 A ～ J 10 个基因型。

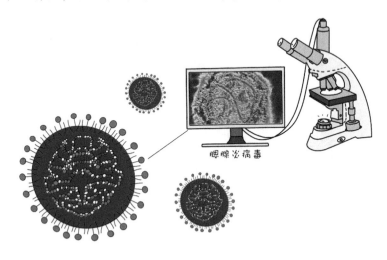

腮腺炎病毒

4　腮腺炎病毒有什么特点呢？

人是腮腺炎病毒唯一的宿主。在体外试验中，腮腺炎病毒能在许多哺乳类动物细胞和鸡胚中培养生长。腮腺炎病毒抵抗力低，紫外线、甲醛（福尔马林）或 56℃环境下均可将它杀灭，但 4℃时能存活数天。

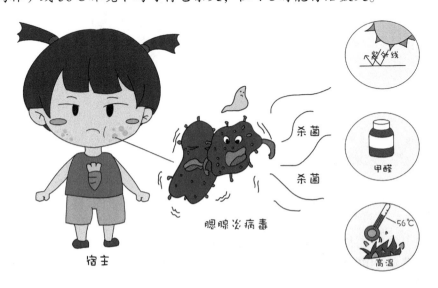

宿主　　腮腺炎病毒　　紫外线　　杀菌　甲醛　　杀菌　56℃　高温

5 流行性腮腺炎有传染性吗？

流行性腮腺炎是具有传染性的。流行性腮腺炎患者和感染了腮腺炎病毒但未发病的隐性感染者是本病的传染源。

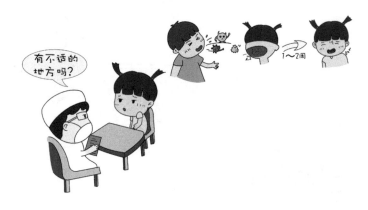

6 它是如何传染的？

流行性腮腺炎主要经过直接接触或由飞沫、唾液经呼吸道传播，与其他所有呼吸道传染疾病（如流行性感冒、新型冠状病毒肺炎等）相同。

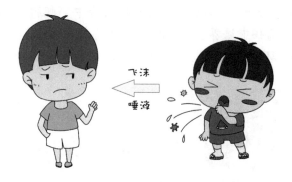

7 谁更容易患这个病？

（1）免疫力低下的人：如长期使用免疫抑制剂的人，或患有免疫缺陷疾病的人。

（2）接触流行性腮腺炎患者的人。

如果属于以上一种或多种人群，要注意自己的身体情况，如果出现不舒服要及时去正规医院就诊。

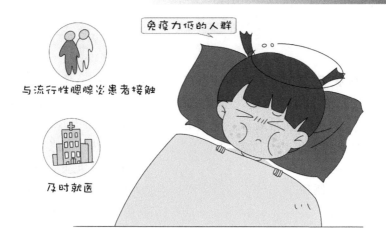

免疫力低的人群

与流行性腮腺炎患者接触

及时就医

8 流行性腮腺炎患者有哪些表现？

病毒在人体内潜伏 14 ～ 25 天（平均 18 天）发病。主要表现为：

（1）部分患者有发热、头痛、无力、食欲不振等前驱表现，但大部分患者无前驱表现。

（2）发病 1 ～ 2 天后出现颧骨弓或耳部疼痛，然后唾液腺肿大，体温上升可达 40℃。

（3）通常一侧腮腺肿大后 2 ～ 4 天累及对侧。

（4）由于覆盖于腮腺上的皮下软组织水肿使局部皮肤发亮，肿痛明显，有轻度触痛及感觉过敏；表面灼热，但多不发红；因唾液腺管的阻塞，当进食酸性食物促使唾液分泌时疼痛加剧。腮腺肿大 2 ～ 3 天后达高峰，持续 4 ～ 5 天后逐渐消退。

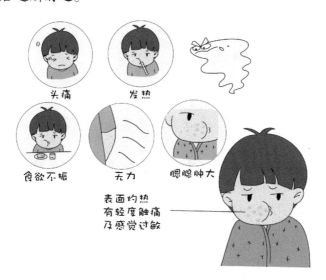

头痛　　发热

食欲不振　　无力　　腮腺肿大

表面灼热
有轻度触痛
及感觉过敏

9 患了流行性腮腺炎后可能会有什么并发症?

　　流行性腮腺炎可能导致全身多个脏器都受到损伤。常见并发症有:

　　(1)脑膜脑炎:0.1%的患儿并发。通常在发病7天左右出现头痛、呕吐、惊厥、抽搐、颈项强直等表现,也可以出现嗜睡。

　　(2)胰腺炎:表现为中上腹疼痛,压痛,伴有发热、腹胀、呕吐等症状。

　　(3)睾丸炎:20%的青春期男性感染者易并发睾丸炎。出现患侧睾丸肿胀、疼痛,患侧阴囊皮肤发红、水肿,较少累及对侧睾丸。

　　(4)卵巢炎:5%的女性患者可并发。表现为下腰部酸痛以及下腹部卵巢部位压痛。

　　(5)其他:乳腺炎、中耳炎、关节炎、血小板减少症等疾病。

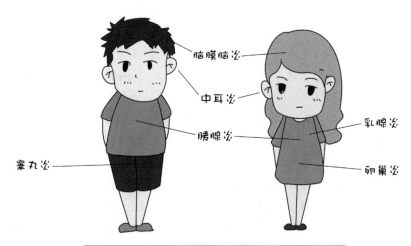

流行性腮腺炎可以导致全身多个器官受到损伤

10 如何诊断流行性腮腺炎?

　　诊断流行性腮腺炎主要依据:

　　(1)季节及接触史:冬、春季易感者在发病前2～3周与腮腺炎患者有密切接触史。

　　(2)主要的临床表现:发热和以耳垂为中心的腮腺肿大。

　　(3)血清学检查和病毒分离:没有腮腺肿大的脑膜脑炎和睾丸炎等,确诊需依靠血清学检查和病毒分离。

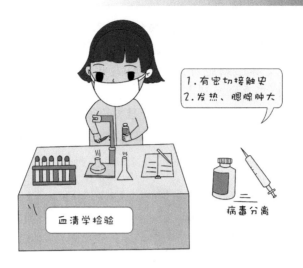

11 流行性腮腺炎疑似患者需要去哪个科室看病?

（1）如果是儿童、青少年出现腮腺肿痛的表现，可以直接去儿科就诊。

（2）成人如果出现腮腺肿痛的表现，可以去感染科就诊。

（3）有发热、头痛等表现，可以去发热门诊就诊。

（4）如果确诊是流行性腮腺炎，需要去儿科或感染科进行治疗。

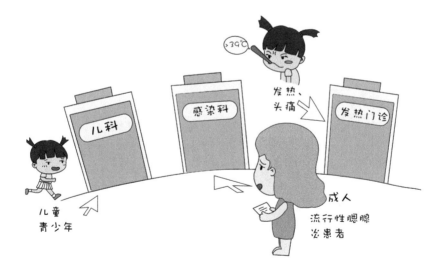

12 如何鉴别相似表现的疾病?

（1）化脓性腮腺炎。主要是一侧腮腺肿大，不伴睾丸炎或卵巢炎。挤压

121

腮腺时有脓液自管口流出。外周血中白细胞总数和中性粒细胞计数明显增高。

（2）其他病毒性腮腺炎。甲型流感病毒、副流感病毒、肠道病毒中的柯萨奇A组病毒及淋巴细胞脉络丛脑膜炎病毒等均可以引起腮腺炎，需根据血清学检查和病毒分离进行鉴别。

（3）其他原因的腮腺肿大。许多慢性病如糖尿病、慢性肝病、结节病、营养不良和腮腺导管阻塞等均可引起腮腺肿大，一般不伴急性感染表现，局部也无明显疼痛和压痛。

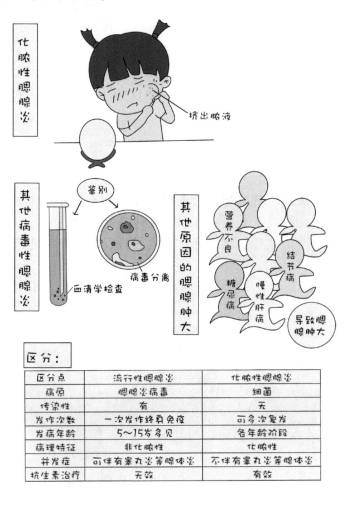

区分点	流行性腮腺炎	化脓性腮腺炎
病原	腮腺炎病毒	细菌
传染性	有	无
发作次数	一次发作终身免疫	可多次复发
发病年龄	5～15岁多见	各年龄阶段
病理特征	非化脓性	化脓性
并发症	可伴有睾丸炎等腺体炎	不伴有睾丸炎等腺体炎
抗生素治疗	无效	有效

13 如何治疗流行性腮腺炎？

（1）一般治疗：卧床休息，给予流质饮食，避免进食酸性饮料。注意口腔卫生，餐后用生理盐水漱口。

（2）对症治疗：头痛和腮腺胀痛可应用镇痛药。睾丸胀痛可用棉花垫和丁字带托起。发热温度较高、患者食欲差时，应补充水、电解质和能量，以减轻表现。

（3）抗病毒治疗：发病早期可试用利巴韦林成人1g/d，儿童15mg/kg静脉滴注，疗程5～7天，但效果有待确定。或用干扰素治疗成人腮腺炎合并睾丸炎患者，能使腮腺炎和睾丸炎表现较快消失。

（4）肾上腺皮质激素治疗：重症或合并脑膜脑炎、心肌炎患者，可应用地塞米松治疗。

（5）处理颅内高压：若出现剧烈头痛呕吐疑为颅内高压的患者，可用20%甘露醇治疗。

（6）预防睾丸炎：男性成人患者，早期应用己烯雌酚。

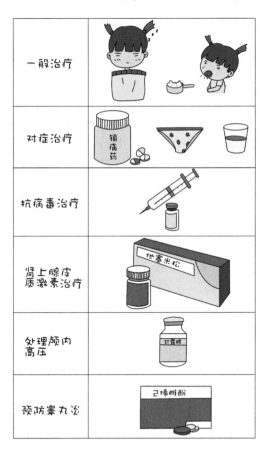

14 有针对性疫苗吗？

目前国内外应用腮腺炎减毒活疫苗。

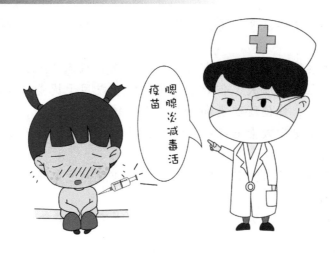

15 接种腮腺炎减毒活疫苗要注意什么问题？

（1）腮腺炎减毒活疫苗一般采用皮下接种，也可采用喷鼻或气雾方法接种。

（2）由于腮腺炎减毒活疫苗可能有致畸作用，故孕妇禁用；严重系统性免疫损害者为相对禁忌。

（3）国际上推荐应用麻疹 - 腮腺炎 - 风疹（MMR）疫苗。

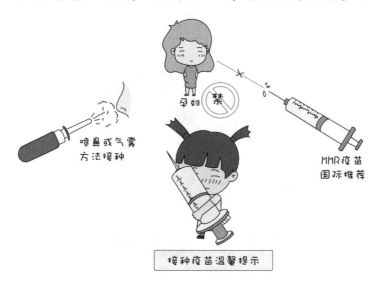

16 照顾流行性腮腺炎患者时应注意什么？

患者在日常生活中要注意饮食、休息、卫生。

（1）饮食：饮食要清淡，以流质或软性食物为宜，避免酸性和刺激性食物；多饮水，保证充足的液体摄入量。

（2）休息：卧床休息，减少活动量，直至腮腺肿胀完全消退。适度户外晒晒太阳。尽量不外出，减少与他人接触。

（3）卫生：房间保持空气流通，环境清洁；注意口腔清洁，早晚刷牙，餐后漱口。生活用品、玩具、文具要进行消毒。

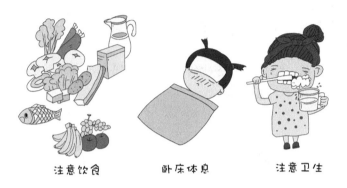

注意饮食　　　　　卧床休息　　　　　注意卫生

17 如何预防流行性腮腺炎？

（1）疫苗接种：①及时接种流行性腮腺炎疫苗，95%的接种者可获得终身免疫。②按国家计划免疫程序进行接种。儿童在 18 ～ 24 月龄时，接种麻疹 - 腮腺炎 - 风疹（MMR）疫苗。

（2）维持营养平衡：均衡饮食，纠正偏食的不良习惯，多食富含蛋白质、维生素的食物（新鲜蔬菜和水果）；清淡、易消化、少刺激饮食（少喝酒、少吸烟），忌酸性食物，多饮水。

（3）卫生：①房间保持空气流通，环境清洁。②保持个人卫生，早晚刷牙、餐后漱口保持口腔清洁。③冬、春季避免去环境不洁、人群拥挤的地方，注意保暖，预防感冒。空气不好时出门戴口罩。

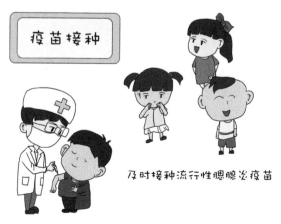

及时接种流行性腮腺炎疫苗

18 流行性腮腺炎的饮食禁忌是什么？

（1）酸性食物：腮腺发生炎症的时候，腮腺管肿胀，管腔阻塞，使唾液排泄不畅，而酸性食物（醋、酸菜、杨梅等）会刺激唾液分泌，使患者疼痛加剧，因此要避免食用酸性食物。

（2）辛辣食物：如咖喱、辣椒、辣酱、生姜等，对口腔黏膜刺激较大，使腮腺口红肿加重。

（3）坚硬食物：用力咀嚼坚硬的食物会使腮部疼痛加重，故尽量进软食。

（4）并发胰腺炎时应暂禁食。

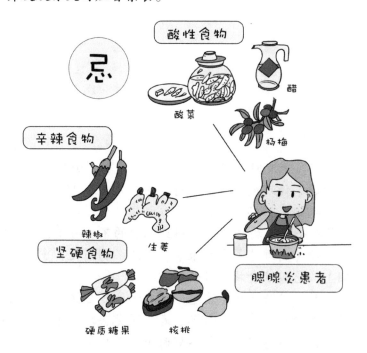

19 关于复诊需要知道什么？

（1）流行性腮腺炎在治疗和恢复期间依然有发生并发症的危险，所以患者出院后，要遵医嘱复诊，直至病情稳定或痊愈。

（2）出院后如果病情没有减轻，甚至有所加重，或者出现并发症、身体有严重不适等紧急情况，需要及时到医院复诊。

（3）复诊时依然要携带个人疾病档案和报告单等。

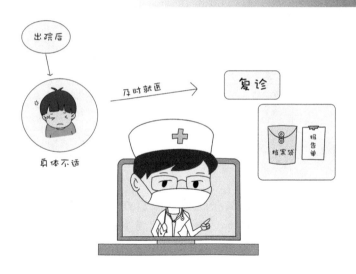

20　与流行性腮腺炎有关的误区？

（1）患了流行性腮腺炎自己吃点消炎药就能好。

这个观点是错误的。目前并没有针对流行性腮腺炎的特效药物，而且临床已经证明抗生素对治疗流行性腮腺炎无效。正确做法是及时就医，避免和控制严重并发症的出现。

（2）流行性腮腺炎的表现不明显就不用去医院治疗。

这个观点是错误的。流行性腮腺炎本身并不会有很大危害，但是腮腺炎病毒可以导致其他器官受累，引发严重并发症，如脑膜脑炎、睾丸炎、卵巢炎等。以睾丸炎为例，少部分男性患者在治疗和康复阶段会出现睾丸炎，如果治疗不及时，有可能导致不育。

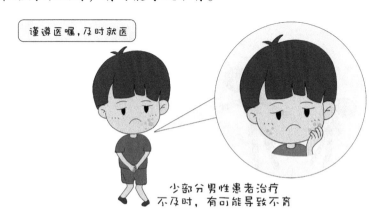

（莫文娟　杨春菊　郭潇潇）

127

第十一章 流行性脑脊髓膜炎

1 什么是脑膜炎？

脑膜炎是指由脑膜或者脑脊膜被感染引起的急性或者亚急性的弥漫性炎症。可以分为病毒性脑膜炎、化脓性脑膜炎和结核性脑膜炎等。

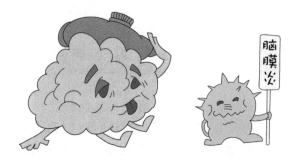

2 什么是流行性脑脊髓膜炎？

流行性脑脊髓膜炎俗称流脑，是由脑膜炎球菌所引起的急性化脓性脑膜炎。特点是起病急、病情重、变化多、传染快、流行广、病死率高。多发于冬、春季。

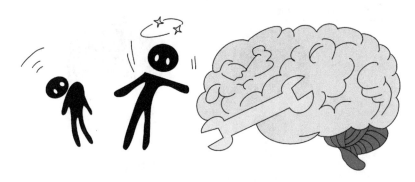

3 流脑的危害性大吗?

流脑发病以儿童多见,尤其是 6 个月至 2 岁的婴幼儿发病率最高。而婴幼儿患病后预后较差,少数患儿会有脑神经损伤,出现脑积水、肢体运动障碍等。特别是暴发型流脑病死率很高,对儿童的健康有很大的危害。

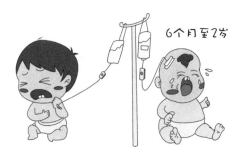

6个月至2岁

4 引起流脑的真凶是谁?

流脑的病原菌是脑膜炎球菌,也称脑膜炎奈瑟菌。它只感染人类,可寄居在正常人的鼻咽部,约 10% 的成人鼻咽部可检测到它。

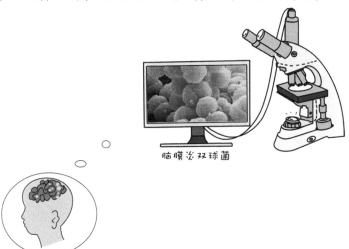

脑膜炎双球菌

5 脑膜炎球菌有几种类型?我国流行哪种类型?

脑膜炎球菌根据其特异性多糖抗原的不同,可分为 A、B、C、D、X、Y、Z、E、W135、H、I、K、L 共 13 个群,其中我国流行的菌株以 A 群为主,B 群和 C 群也有散发流行。

6 流脑是如何传播的?

流脑是人传人的呼吸道传染病。脑膜炎球菌主要是通过空气飞沫和呼吸道分泌物接触传播,如咳嗽、打喷嚏、怀抱婴儿、亲吻、共用水杯等传播。对于 2 岁以下的婴幼儿也可以出现密切接触传播。人群密集的公共场所会增加流脑的感染概率。

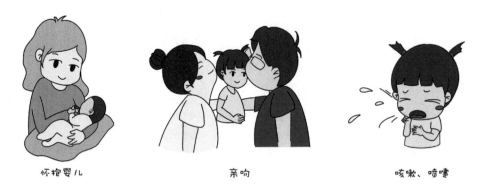

怀抱婴儿　　　　　　　　亲吻　　　　　　　　咳嗽、喷嚏

7 谁更容易患病?

成人对脑膜炎球菌有较强的免疫力,感染后发病率很低。儿童免疫力较弱,易感染发病,尤其是 6 个月到 2 岁的婴幼儿发病率最高。

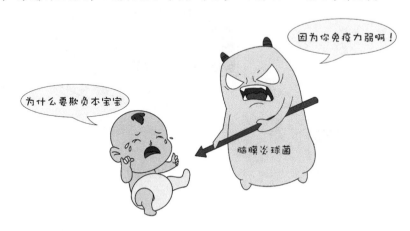

因为你免疫力弱啊!

为什么要欺负本宝宝

脑膜炎球菌

8 脑膜炎球菌怎么导致发病呢?

脑膜炎球菌通过呼吸道进入,可在鼻咽部繁殖,抵抗力低下时可从鼻咽部进入血液循环,还可通过血脑屏障进入脑脊髓膜引起化脓性炎症。

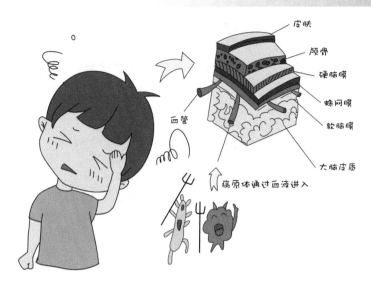

9 流脑患者有哪些症状？

（1）普通型：高热、寒战，体温 39～40℃、头痛、呕吐、皮肤黏膜瘀点瘀斑、脑膜刺激征阳性等。

（2）暴发型：儿童多见，病死率高。起病急，高热、寒战，严重者体温不升，头痛、呕吐，全身皮肤大面积瘀点瘀斑，精神萎靡甚至意识障碍、昏迷，可出现脑水肿甚至脑疝。

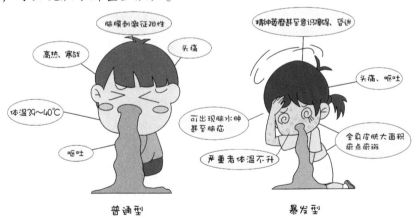

10 流脑和流行性乙型脑炎（乙脑）的区别有哪些？

（1）病原菌不同：乙脑的病原菌是乙型脑炎病毒。

（2）发病季节不同：乙脑发病主要在夏、秋季。

（3）传播途径和传染源不同：乙脑是人畜共患的疾病，主要通过蚊虫叮咬传播。

（4）临床症状不同：乙脑无皮肤瘀点瘀斑，容易出现昏迷惊厥等脑实质损伤的症状。

（5）预防方式不同：乙脑预防需要做好日常防蚊防虫的措施，可接种乙脑疫苗。

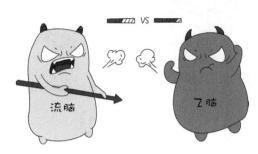

11 如何区分流脑与感冒？

感冒是由感冒病毒引起的呼吸道常见病，冬、春季发病率高，主要症状是发热、头痛、咽痛、流涕和咳嗽等。而流脑的早期症状也是发热、头痛、咽痛、流涕、咳嗽等，很像感冒，因此常常被忽视。但随着病情加重，会有突发高热、剧烈头痛、喷射性呕吐、皮肤出血点、昏迷、抽搐等症状，此时应及时就医，否则会危及生命。

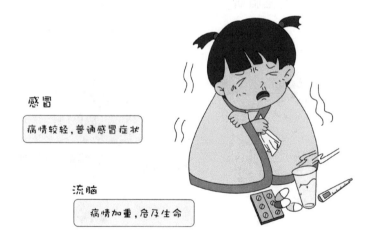

12 如何诊断流脑？

多在冬、春季发病，1周内有流脑患者密切接触史。具有流脑发病的典型症状。还需要进行相应的实验室检查，如：

（1）血常规：白细胞总数、中性粒细胞计数明显升高。

（2）脑脊液检查：脑脊液混浊，白细胞明显增高，蛋白质含量增多。

（3）细菌学检查：皮肤瘀点刺破，取组织液涂片或者取血、取脑脊液检查以查找细菌。

（4）血清免疫学检测：特异性抗原或者特异性抗体检测。

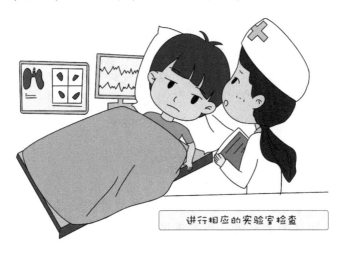

进行相应的实验室检查

13 常用治疗方案有哪些？

尽早、足量应用有效抗菌药物，首选青霉素 G；对症治疗。

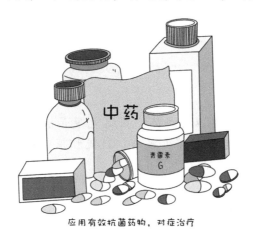

应用有效抗菌药物，对症治疗

14 流脑患者的护理应注意什么？

需要绝对卧床休息，保持室内安静。给予流质或者半流质食物。

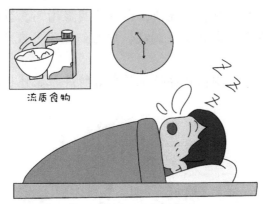

流质食物

绝对卧床休息，保持室内安静

15 流脑患者需隔离多久？

一旦确诊需立即隔离治疗，需要隔离至症状消失后 3 天，但不少于发病后 7 天，密切接触者应进行医学观察 7 天。

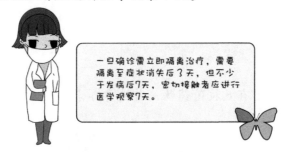

一旦确诊需立即隔离治疗，需要隔离至症状消失后3天，但不少于发病后7天，密切接触者应进行医学观察7天。

16 哪些人需接种流脑疫苗？

6 个月以内的婴儿可以从母体内获得免疫而很少患病，成人则在多次流行过程中经隐性感染而获得免疫力，故流脑疫苗接种的主要对象是 6 个月至 15 周岁儿童。

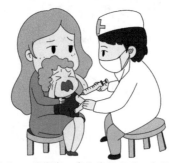

6个月至15周岁儿童为疫苗接种的主要对象

17　每年什么时候接种流脑疫苗？

流脑的发病具有明显的季节性，多发生在冬、春季11月至次年5月，3～4月是发病高峰。根据以上流行特性，认为每年接种流脑疫苗最好是在流行季节前1～2个月，也就是每年年底11～12月份进行接种。

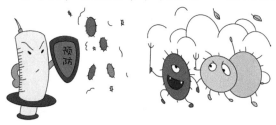

18　儿童如何接种流脑疫苗？

按照预防接种的正常程序，6个月和9个月各接种一针免费的A群流脑疫苗，3周岁和6周岁各加强一针A群或者A+C群流脑疫苗。推荐6～15周岁的儿童接种A+C群流脑多糖疫苗。

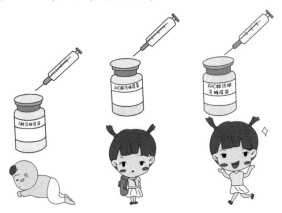

19　哪些人不适宜接种流脑疫苗？

属于下列六种情况的人群不适宜接种流脑疫苗：

（1）中枢神经系统感染的患者。

（2）有高热惊厥史的人群。

（3）有严重心脏、肝脏、肾脏疾病，尤其是脏器功能不全患者。

（4）有精神系统疾病和精神病的患者。

（5）有过敏史的人群，过敏史包括药物和食物过敏。

（6）如发热或正处于疾病的急性期，也不宜接种流脑疫苗，可以等康复后再补种。

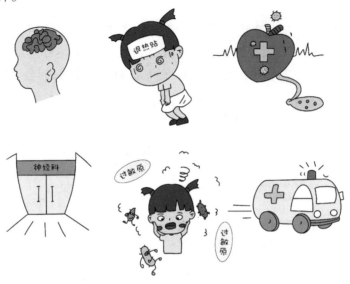

20 接种流脑疫苗有哪些不良反应？

大多数人接种流脑疫苗以后反应都是非常轻微的，局部可有些红晕和压痛，一般24小时内可消退。少数人在注射局部会出现小的硬块。偶尔有人会出现短暂的低热。

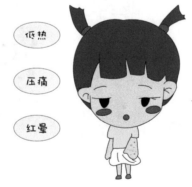

21 如何预防流脑？

（1）早发现患者，早诊断、早报告，就地隔离治疗。

（2）流脑病菌对日光、干燥、寒冷、热和消毒剂耐受力很差，所以要注意个人和环境卫生，保持室内的清洁，勤洗勤晒，保持室内空气流动，勤开窗通风。室内还可用食醋、艾叶等熏蒸消毒杀菌。

（3）在流行病高发季节，如发现孩子有发热、咽喉肿痛、头痛、呕吐、精神萎靡、皮肤出血点等症状需及时到医院就诊。

（4）注意保暖，预防感冒。

（5）流行季节尽量少带儿童到人员密集的公共场所，在公共场所应佩戴口罩。

（6）接种流脑疫苗是最有效预防流脑的措施。

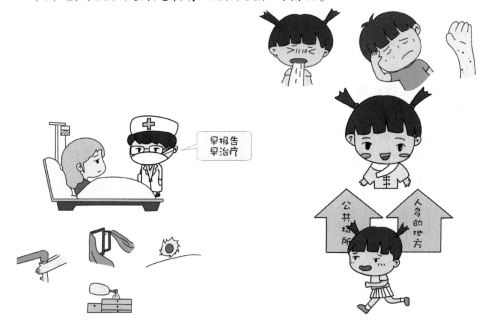

22 脑膜炎球菌可如何灭活？

此菌体外存活能力很弱，对日光、干燥、寒冷、热和常用消毒剂均很敏感，温度低于30℃或者高于50℃都易死亡。

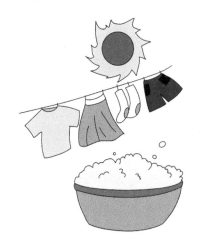
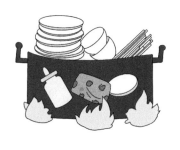

（欧 瑜 朱 崎 李 卓）

第十二章　新型冠状病毒肺炎

1 什么是新型冠状病毒肺炎？

新型冠状病毒肺炎（简称新冠肺炎）是新型冠状病毒感染所致的肺炎。世界卫生组织宣布新冠肺炎的英文名为 COVID-19，CO 代表 corona，VI 代表 virus，D 代表 disease，19 代表 2019 年开始流行。

新冠肺炎作为急性呼吸道传染病被纳入《中华人民共和国传染病防治法》规定的乙类传染病，目前按甲类传染病管理。

2 什么是冠状病毒？什么是新型冠状病毒？

冠状病毒为一种不分节段的单股正链 RNA 病毒，属于巢病毒目、冠状病毒科、正冠状病毒亚科。根据血清型和基因组特点，正冠状病毒亚科分为 α、β、γ 和 δ 四个属。冠状病毒由于病毒包膜上有向四周伸出的突起，形如花冠而得名。

以前已知感染人的冠状病毒有 6 种：α 属的 HCoV-229E、HCoV-NL63，β 属的 HCoV-OC43、HCoV-HKU1、MERS-CoV（中东呼吸综合征相关冠状病毒）、SARS-CoV（严重急性呼吸综合征相关冠状病毒）。

新型冠状病毒（简称新冠病毒），国际病毒分类学委员会 2020 年 2 月宣布这种病毒的英文名为 SARS-CoV-2，基因测序显示，新冠病毒与 SARS 冠状病毒同属 β-冠状病毒，但不是同一种。这一名称与 SARS 疾病之间没有关联。

新冠病毒属于 β-冠状病毒，有包膜，颗粒呈圆形或者椭圆形，常为多形性，直径 60～140nm。

新冠病毒的基因特征与 SARS-CoV 和 MERS-CoV 有明显区别，与 SARS-CoV 的相似度为 79.0%，与 MERS-CoV 相似度为 51.8%。

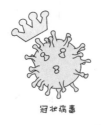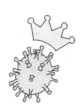

冠状病毒

3 新冠肺炎是严重急性呼吸综合征（SARS）吗？

新冠病毒与 SARS 的病原体都是 β- 冠状病毒，但是基因测序显示，两者有明显区别。新冠肺炎不是 SARS，而是一个新发的急性呼吸道传染病。

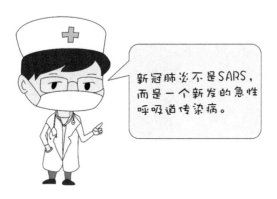

新冠肺炎不是SARS，而是一个新发的急性呼吸道传染病。

4 新冠病毒如何传播？

传染源主要是新冠病毒感染的患者和无症状感染者，在潜伏期即有传染性，发病后 5 天内传染性较强。

传播途径主要是经呼吸道飞沫和密切接触传播。接触病毒污染的物品也可造成感染；在相对封闭的环境中长时间暴露于高浓度气溶胶情况下存在经气溶胶传播的可能。另外，由于在粪便、尿液中可分离到新冠病毒，应注意其对环境污染造成接触传播或气溶胶传播。

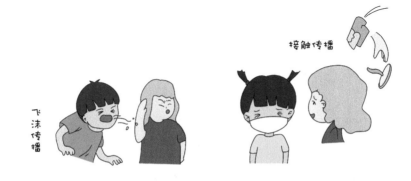

接触传播

飞沫传播

5 谁更容易患病？

人群普遍易感。老年人和有慢性基础疾病者感染后病情较重。

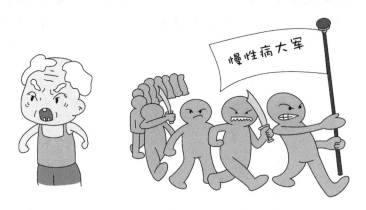

6 新冠病毒感染后，潜伏期有多长？

一般认为潜伏期为 1 ～ 14 天，多数为 3 ～ 7 天。也有认为可以长达 24 天。新冠肺炎密切接触者医学观察期目前确定为 14 天，是参考其他冠状病毒所致疾病的潜伏期，结合新冠肺炎病例相关信息和新冠肺炎防控实际情况来确定的。

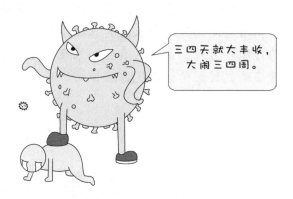

7 新冠肺炎患者有哪些症状？

以发热、干咳、乏力为主要表现。部分患者以嗅觉、味觉减退或丧失等为首发症状，少数患者伴有鼻塞、流涕、咽痛、结膜炎、肌痛和腹泻等症状。重症患者多在发病 1 周后出现呼吸困难和（或）低氧血症，严重者可快速进展为急性呼吸窘迫综合征、脓毒症休克、难以纠正的代谢性酸中毒和凝血功能障碍及多器官功能衰竭等。极少数患者还可有中枢神经系统受累及肢端缺血性坏死等表现。值得注意的是重型、危重型患者病程中可为中低热，甚至无明显发热。

轻型患者可表现为低热、轻微乏力、嗅觉及味觉障碍等，无肺炎表现。少数患者在感染新冠病毒后可无明显临床症状。

多数患者预后良好，少数患者病情危重，多见于老年人、有慢性基础疾病者、晚期妊娠和围产期女性、肥胖人群。

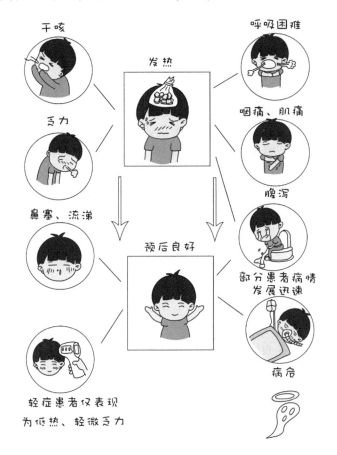

8 ✔ 新冠肺炎患者的胸部 CT 有什么特征？

胸部 CT 早期呈多发小斑片影及间质改变，以肺外带明显。进而发展为双肺多发磨玻璃影、浸润影，严重者可出现双肺实变（白肺）。胸腔积液少见。

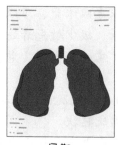 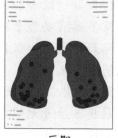

早期　　　　　　　　　　后期

9 如何诊断新冠肺炎疑似病例?

目前通常结合流行病学史和临床表现综合分析:

(1)流行病学史

1)发病前14天内有病例报告社区的旅行史或居住史。

2)发病前14天内与新冠病毒感染的患者或无症状感染者有接触史。

3)发病前14天内曾接触过来自有病例报告社区的发热或有呼吸道症状的患者。

4)聚集性发病(2周内在小范围如家庭、办公室、学校班级等场所,出现2例及以上发热或呼吸道症状的病例)。

(2)临床表现

1)发热和(或)呼吸道症状等新冠肺炎相关临床表现。

2)具有新冠肺炎影像学特征(胸部CT)。

3)发病早期白细胞总数正常或降低,淋巴细胞计数正常或减少。

有流行病学史中的任何1条,且符合临床表现中任意2条;无明确流行病学史的,符合临床表现中任意2条,同时新冠病毒特异性IgM抗体阳性;或符合临床表现中的3条,可以诊断为疑似病例。

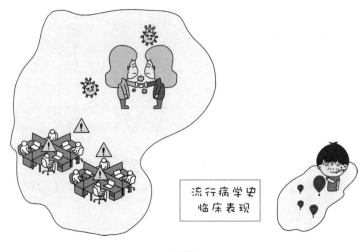

流行病学史
临床表现

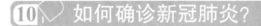

10 如何确诊新冠肺炎？

疑似病例同时具备以下病原学或血清学证据之一者，诊断为确诊病例：

（1）实时荧光 RT-PCR 检测新冠病毒核酸阳性。

（2）病毒基因测序，与已知的新冠病毒高度同源。

（3）新冠病毒特异性 IgM 抗体和 IgG 抗体阳性。

（4）新冠病毒特异性 IgG 抗体由阴性转为阳性或恢复期 IgG 抗体滴度较急性期呈 4 倍及以上升高。

确诊病例临床分为轻型、普通型、重型、危重型。

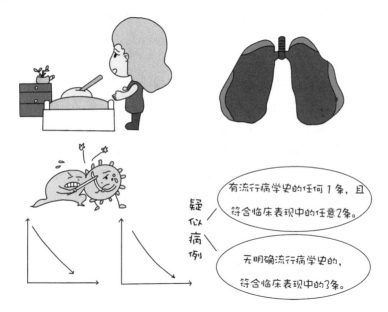

疑似病例

有流行病学史的任何 1 条，且符合临床表现中的任意 2 条。

无明确流行病学史的，符合临床表现中的 3 条。

11 新冠肺炎治疗措施有哪些？

（1）根据病情确定治疗场所：①疑似及确诊病例均应在具备有效隔离条件和防护条件的定点医院隔离治疗；疑似病例应单人单间隔离治疗，确诊病例可多人收治在同一病室。②危重型病例应当尽早收入 ICU 治疗。

（2）一般治疗：①卧床休息，加强支持治疗，保证充分热量；注意水电解质平衡，维持内环境稳定；密切监测生命体征、血氧饱和度等。②根据病情监测血常规、尿常规、CRP、生化指标（肝酶、心肌酶、肾功能等）、凝血功能、动脉血气分析、胸部影像学等。③及时给予有效氧疗措施，包括鼻导管、面罩给氧和经鼻高流量氧疗。

（3）抗病毒治疗：可试用α-干扰素（雾化吸入）、洛匹拉韦/利托那韦、利巴韦林、磷酸氯喹、阿比多尔等。

（4）免疫治疗：可应用康复者恢复期血浆、COVID-19人免疫球蛋白、托珠单抗等免疫制剂。

（5）糖皮质激素治疗：对于氧合指标进行性恶化、影像学进展迅速、机体炎症反应过度激活状态的患者，酌情短期内（一般建议3～5日，不超过10日）使用糖皮质激素。

（6）重型、危重型病例的治疗：在上述治疗的基础上，积极防治并发症，治疗基础疾病，预防继发感染，及时进行器官功能支持治疗。

（7）中医治疗

清肺排毒汤

适用范围：适用于轻型、普通型、重型患者，在危重型患者救治中可结合患者实际情况合理使用。

基础方剂：麻黄9g、杏仁9g、生石膏15～30g、炙甘草6g、茯苓15g、猪苓9g、泽泻9g、白术9g、桂枝9g、柴胡16g、黄芩6g、姜半夏9g、生姜9g、紫菀9g、款冬花9g、射干9g、细辛6g、山药12g、枳实6g、陈皮6g、藿香9g。

服法：水煎服，每日1剂，早晚各1次，温服。

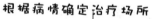

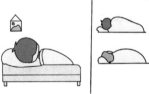

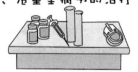

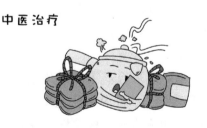

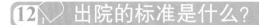

12 出院的标准是什么？

满足以下所有条件者可以出院：

（1）体温恢复正常 3 天以上。

（2）呼吸道症状明显好转。

（3）肺部影像学显示急性渗出性病变明显改善。

（4）连续 2 次痰、鼻咽拭子等呼吸道标本核酸检测阴性（采样时间至少间隔 24 小时）。

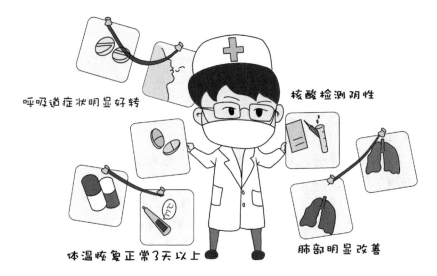

13 出院后注意事项有哪些？

（1）定点医院要做好与患者居住地基层医疗机构间的联系，共享病历资料，及时将出院患者信息推送至患者所在辖区或居住地居委会和基层医疗卫生机构。

（2）患者出院后，建议应继续进行 14 天的隔离管理和健康状况监测，佩戴口罩，有条件的居住在通风良好的单人房间，减少与家人的近距离接触，分餐饮食，做好手卫生，避免外出活动。

建议在出院后第 2 周和第 4 周到医院随访、复诊。

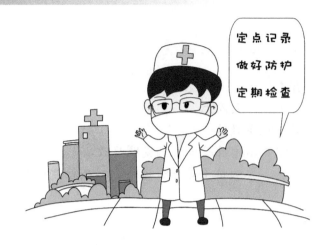

14 新冠肺炎患者有哪些功能障碍需要开展康复治疗?

（1）呼吸功能障碍：表现为咳嗽、咳痰、呼吸困难、活动后气短，可伴有呼吸肌无力及肺功能受损等。

（2）躯体功能障碍：表现为全身乏力、易疲劳、肌肉酸痛，部分可伴有肌肉萎缩、肌力下降等。

（3）心理功能障碍：有恐惧、愤怒、焦虑、抑郁等情绪问题。

（4）日常生活活动能力及社会参与能力障碍：无法独立完成穿脱衣、如厕、洗澡等，无法实现正常的人际交往和无法重返工作岗位。

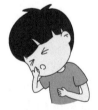 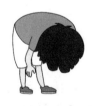 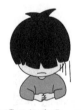 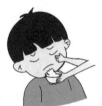

呼吸功能障碍：咳嗽　　躯体功能障碍：乏力　　心理功能障碍：抑郁　　日常生活能力障碍

15 新冠肺炎患者康复治疗方法有哪些?

（1）呼吸功能训练：包括主动循环呼吸技术、呼吸模式训练、呼吸康复操等。

（2）躯体功能训练：包括有氧运动（如踏步、慢走、快走、慢跑、游泳、太极拳、八段锦等运动形式）和力量训练。

（3）心理康复干预：设计可产生愉悦效应及转移注意力的作业疗法，

或者开展专业的心理咨询。

（4）日常生活活动能力训练：对患者进行日常生活活动指导，将穿脱衣、如厕、洗澡等日常生活活动动作分解成小节，间歇进行，随着体力恢复，再连贯完成，逐步恢复至正常。

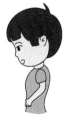

呼吸功能训练

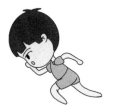

躯体功能训练

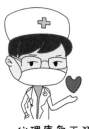

心理康复干预

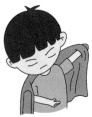

日常生活活动
能力训练

16　新冠肺炎的预防措施有哪些？

（1）冠状病毒以飞沫传播、接触传播为主，要正确佩戴口罩。打喷嚏或咳嗽时不要用手直接遮挡，应该使用纸巾或屈肘遮挡。要正确、及时洗手。

（2）居室每天通风换气，保持室内空气新鲜。保持室内整洁卫生，定期使用消毒剂擦拭地面、家具表面。保持厕所卫生。

（3）尽可能避免与有呼吸道疾病症状的人密切接触，避免去疫情高发区。尽量不去人多而且封闭的场所，如果一定要去，必须佩戴口罩，做好防护。

（4）不混用餐具，尽量用公筷、分餐食。食用肉类和蛋类要煮熟煮透。处理冷冻食品的炊具和台面要及时消毒。

（5）不抽烟酗酒，适当运动、规律作息，保证充足、均衡的营养，提高自身免疫力也是避免感染的重要措施。

（6）一定要戴口罩！即使接触了感染者，戴口罩也可以阻拦直接吸入带病毒的飞沫。

（7）一定要勤洗手！即使手上有病毒，洗手也可以阻断病毒通过手由口鼻进入呼吸道而感染。

（8）积极进行疫苗接种，保护个人健康。

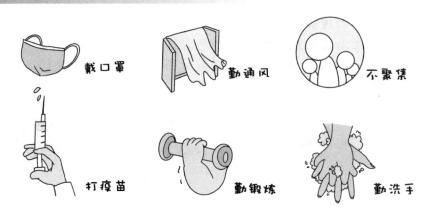

17 新冠肺炎的中医预防方法有哪些?

可以根据个人体质服用中药预防。

（1）适用人群：素体体虚及老年人，有糖尿病、慢性呼吸系统疾病等易感人群。

推荐处方：黄芪15g、桂枝10g、白芍10g、苍术10g、防风10g、葛根10g、干姜6g、大枣10g、甘草6g。

服法：每日1剂，水煎，早晚各1次，连用3天。

（2）适用人群：体质壮实，有密切接触史的人群。

推荐处方：金银花15g、连翘15g、荆芥10g、薄荷3g、板蓝根15g、桑白皮10g、芦根15g，甘草6g。

服法：每日1剂，水煎，早晚各1次，连用3天。

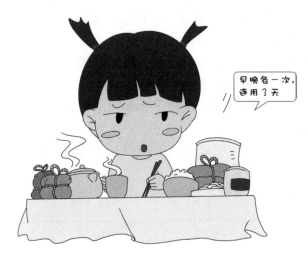

（代艳丽　陈　歆）

第十三章　严重急性呼吸综合征

1 什么是 SARS？

SARS 是严重急性呼吸综合征（severe acute respiratory syndrome）的简称，是 2003 年暴发的，为人熟知的"非典"，是一种传染性极强、病死率极高的呼吸系统传染疾病。

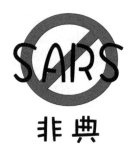

2 引起 SARS 的真凶是谁？

SARS 冠状病毒（SARS-CoV）属于呼吸道病毒中的冠状病毒科中的一种。蝙蝠 SARS-CoV 可能是其自然储存宿主，果子狸与 SARS-CoV 的传播密切相关。

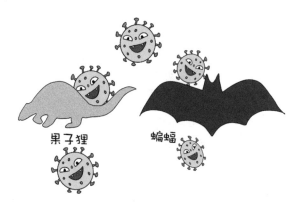

果子狸　　　蝙蝠

3 SARS-CoV 有何形态特征？

SARS-CoV 大小在 80～120nm，单股正链 RNA 病毒，包膜上有放射状排列的花瓣样或纤毛状突起，是其发挥致病作用的主要部位，长约 20nm 或更长，基底窄，形似王冠，与经典冠状病毒相似。成熟病毒呈圆球形、椭圆形，其大小、形态有很大差异，可以出现多种形态，如肾形、鼓槌形、马蹄形、铃铛形等。

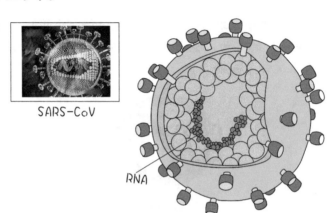

SARS-CoV

RNA

4 怎样杀死 SARS-CoV？

（1）56℃加热 90 分钟、75℃加热 30 分钟能够灭活病毒。

（2）紫外线照射 60 分钟可杀死病毒。

（3）病毒对有机溶剂敏感，乙醚 4℃条件下作用 24 小时可完全灭活病毒，75% 乙醇作用 5 分钟可使病毒失去活力，含氯的消毒剂作用 5 分钟可以灭活病毒。

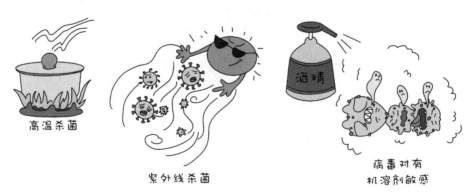

高温杀菌

紫外线杀菌

病毒对有
机溶剂敏感

5 谁更容易患病?

人群普遍易感,患者家属和医务人员更易感染。其中免疫力低下的糖尿病患者、使用免疫抑制剂者、老年慢性病患者,还有一些有肺部基础疾病者(包括支气管扩张、哮喘、慢性阻塞性肺疾病患者)病死率高。

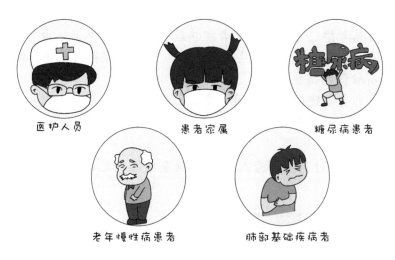

医护人员　　　　患者家属　　　　糖尿病患者

老年慢性病患者　　　　肺部基础疾病者

6 SARS 如何传播?

SARS 主要通过短距离飞沫、患者呼吸道分泌物及密切接触传播。

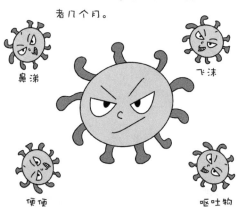

我很顽强

在体外可以存活几个小时或者几个月。

鼻涕　　　　飞沫

便便　　　　呕吐物

7 哪些人是密切接触者？

（1）在一个教室内上课的教师和学生。

（2）在同一工作场所（如办公室、车间、班组等）工作的人员。

（3）与患者或疑似患者在密闭环境下共餐的人员。

（4）未采取有效保护措施，接触过患者或疑似患者的医护人员。

（5）与患者或疑似患者共同居住的人员。

（6）为患者按过电梯或在患者发病后至入院前与其共乘电梯的人员。

（7）护送患者或疑似患者去医疗机构就诊或者探视过患者、疑似患者，又未采取有效保护措施的亲属、朋友、同事或司机。

（8）与患者或疑似患者乘同一交通工具且密切接触的人员。

（9）直接为上述患者在发病期间提供过服务的餐饮、娱乐等行业的从业人员。

（10）现场流行病学调查人员根据调查情况确定的与上述患者有密切接触的其他人员。

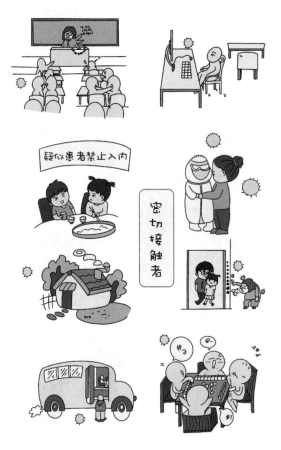

8 医务人员对隔离观察期人员应进行怎样的处理？

隔离观察期为 14 天（自最后接触之日算起）。

观察、隔离期间应采取如下措施：由当地卫生行政部门指定的医疗卫生人员，每日对隔离者进行访视或电话联系，并给予健康教育和指导；密切接触者应每天早晚各测试体温 1 次，一旦发生发热等临床症状，必须及时到指定医院实施医学观察。

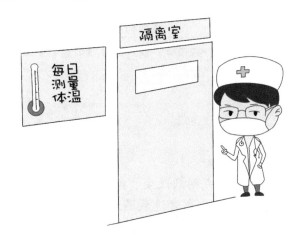

9 SARS 患者有哪些症状？

潜伏期 2 ～ 10 天，常见为 3 ～ 5 天。

（1）早期：潜伏期后以发热为首发症状，体温多大于 38℃，白细胞数量正常或轻度降低，伴有干咳、头痛、肌肉酸痛、全身乏力和腹泻，但常无上呼吸道卡他症状。

（2）进展期：10 ～ 14 天病情加重达到高峰，发热症状加重，并出现频繁咳嗽、气促，甚至是呼吸困难，略有活动则气喘、心悸、胸闷，肺实变体征进一步加重，被迫卧床休息。重型患者可出现急性呼吸窘迫综合征（ARDS）而危及生命，老年患者可继发细菌性肺炎。严重者因累及多个器官治疗无效而死亡。

（3）恢复期：病程达到 2 ～ 3 周时，症状和体征减轻乃至消失，但肺部炎症吸收和恢复较缓慢。

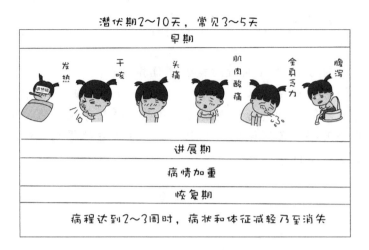

10 SARS 患者的胸部影像学有什么特征？

表现为间质性肺炎的特征。

胸部 X 线：多呈斑片状或网状改变，典型改变为磨玻璃影及肺实变影，常累及双肺或单肺多叶。部分患者进展迅速，呈大片状阴影。

CT：可见局灶性实变，毛玻璃样变。可见少量胸腔积液，小叶内间隔和小叶间隔增厚。

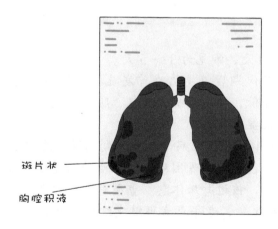

11 如何诊断 SARS？

有与 SARS 患者接触的病史，有 SARS 的临床表现和体征，影像学和实验室检查支持诊断，且 SARS-CoV 检测阳性，排除其他肺部疾病后可确诊。在临床诊断的基础上，若分泌物 SARS-CoV RNA 检测阳性，或血清（或血浆）SARS-CoV 特异性抗原 N 蛋白检测阳性，或血清 SARS-CoV 抗体阳性，或抗体滴度升高≥4 倍，则可作出确定诊断。

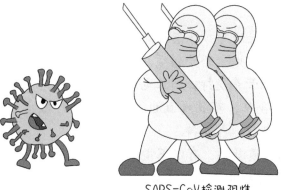

SARS-CoV检测阳性

12 ♥ SARS 应与哪些疾病鉴别？

要与上呼吸道感染、流行性感冒、细菌性或真菌性肺炎、肺部肿瘤、非感染性肺间质性疾病、肺水肿、肺不张、肺栓塞、肺嗜酸性粒细胞浸润症、肺血管炎等临床表现类似的呼吸系统疾病相鉴别。

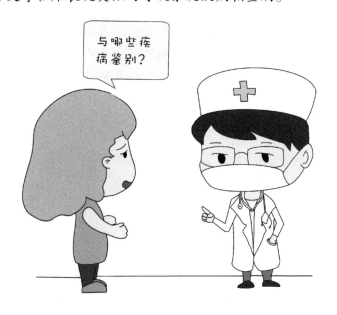

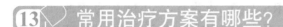

13 常用治疗方案有哪些?

（1）严密监测病情变化：监测患者生命体征，按要求复查血象、胸片，评估心、肺、肾功能。

（2）一般和对症治疗：嘱患者卧床休息，避免劳累。高热者给予物理或药物降温，剧烈咳嗽者给予镇咳药，痰多可给予祛痰药，有继发感染者使用抗生素。加强营养支持，纠正电解质平衡紊乱。重症者出现休克或多器官功能障碍综合征，可收入 ICU 病房，并进行器官支持治疗。若出现呼吸困难，酌情进行通气支持。

（3）应用糖皮质激素：有以下指征之一的可早期应用：

1）有严重中毒症状，高热 3 日不退。

2）48 小时内肺部阴影进展超过 50%。

3）有急性肺损伤或出现 ARDS。

一般成人剂量相当于甲泼尼龙每天 80 ～ 320mg，必要时可适当增加剂量，大剂量应用时间不宜过长。具体剂量及疗程根据病情来调整，待病情缓解或胸片上阴影有所吸收后逐渐减量至停用。一般每 3 ～ 5 天减量1/3，通常静脉给药 1 ～ 2 周后可改为口服泼尼松或泼尼松龙。一般不超过 4 周。

（4）目前尚无针对 SARS-CoV 的特异性抗病毒药物，可试用利巴韦林、阿昔洛韦、更昔洛韦、奥司他韦、阿糖腺苷、金刚烷胺等。

其他：可适当使用增强免疫功能的药物或使用中药辅助治疗。

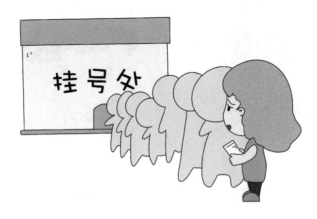

14 哪些情况提示预后不好?

（1）患者年龄超过 50 岁。

（2）患者存在严重基础疾病或患有恶性肿瘤、糖尿病等其他严重疾病。

（3）患者有近期外科大手术史。

（4）患者治疗期间外周血淋巴细胞计数进行性下降。

（5）患者经积极治疗后，血糖仍持续居高不下。

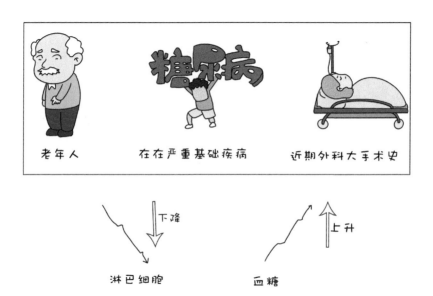

15 重症 SARS 患者应怎么处理?

必须严密动态观察，加强监护，及时给予呼吸支持（使用无创正压机械通气），合理使用糖皮质激素，加强营养支持和器官功能保护，注意水电解质和酸碱平衡，预防和治疗继发感染，及时处理合并症，有条件者尽快收入 ICU。

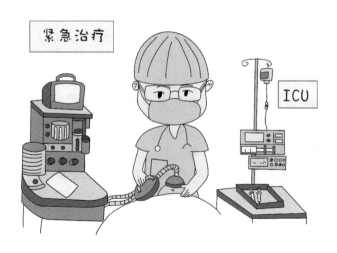

16 　SARS 患者的护理应注意什么？

（1）医务人员首先要做好自我防护，同时严格做好病区消毒，防止交叉感染。

（2）对患者进行心理安慰，给予及时的心理疏导，解决其生活上的困难。

（3）密切关注患者的病情变化，重症患者应做好相应通气和营养支持，床旁准备急救设备，预防并发症。

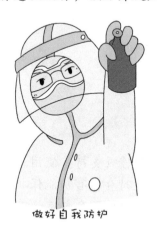

做好自我防护

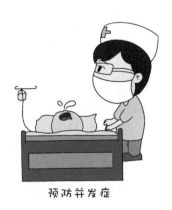

预防并发症

17 　如何预防 SARS ？

个人要注意养成良好的卫生习惯，打喷嚏或咳嗽时要捂住口鼻，及时洗手，室内空气保持流通。增强自身抵抗力，呼吸道传染病高发期尽量不去人员聚集的地方，若需出门可佩戴口罩。医务人员应加强科普宣传，保护易感人群，一旦发现可疑病例应及时隔离上报。

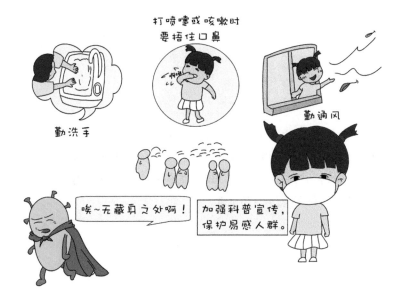

（左垿莲 张杨恺 尹珊辉）

第十四章　中东呼吸综合征

1　什么是 MERS ？

　　MERS 是中东呼吸综合征（middle east respiratory syndrome）的简称。我国由于疫情防控得当，报道仅出现一例疑似 MERS 感染病例。2015 年 5 月 27 日晚 10 时，广东省惠州市出现首例输入性 MERS 疑似病例，该韩国男子属 MERS 病例的密切接触者。

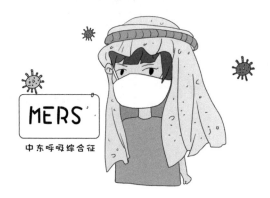

2　引起 MERS 的真凶是谁?

　　由中东呼吸综合征冠状病毒（MERS-CoV）引起，该病绝大部分发生于中东国家，其主要的传染源和宿主是单峰驼。

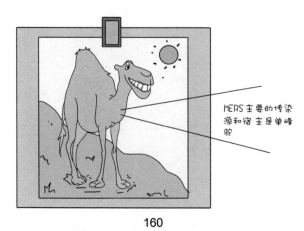

MERS 主要的传染源和宿主是单峰驼

3 MERS 是怎么被发现的？

2012 年，医务人员在 1 名死于急性进展期社区获得性肺炎和肾衰竭的沙特阿拉伯籍 60 岁男性患者的痰液标本中发现 MERS-CoV，明确为首例感染 MERS-CoV 死亡的患者。这是在 SARS-CoV 之后发现的第二个对人类具有高致病性的冠状病毒。

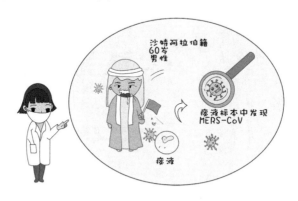

4 MERS-CoV 长什么样？

和其他冠状病毒类似，MERS - CoV 形态结构为圆形或卵圆形，病毒颗粒直径为 60 ～ 220nm，核心为单股正链 RNA，病毒的衣壳外面包含有糖蛋白组成的刺突样的结构，因其覆盖表面而使得整个病毒粒子在电镜下如皇冠样的形状，因而得名冠状病毒。冠状病毒科主要有 α、β、γ 和 δ 四种类型，其中 β 属冠状病毒又分为 A、B、C 和 D 四个谱系。对 MERS-CoV 遗传及系统进化分析结果显示，它属于 β- 冠状病毒属 C 谱系的一个新种，是第一种能感染人类的 C 亚群 β- 冠状病毒。

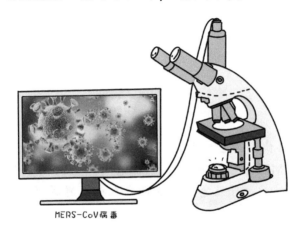

MERS-CoV病毒

5 谁更容易患病?

接触骆驼等动物传染源者被感染的可能性大，无防护措施的医务人员和患者家属可能致病，50岁以上人群是感染的高危人群，老年人、免疫系统功能脆弱人员和慢性病患者中更易感染。

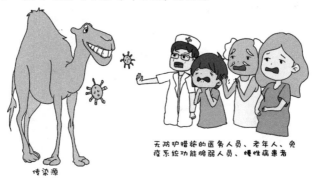

无防护措施的医务人员、老年人、免疫系统功能脆弱人员、慢性病患者

传染源

6 MERS 如何传播?

MERS 可通过与骆驼等动物感染源亲密接触传播，但其传播途径还不清楚，个案可能因接触或吸入患病骆驼的飞沫或分泌物而感染，人与人之间的传播主要以院内感染为主，但仍无持续性人传人的现象。

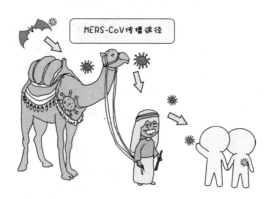

MERS-CoV传播途径

7 MERS 患者有哪些症状?

（1）MERS 潜伏期为 2～14 天，通常为 5～6 天。

（2）大多数 MERS-CoV 确诊病例都患有严重的急性呼吸道疾病，主要表现为发热、咳嗽、呼吸急促。少部分人也有胃肠道症状，包括腹泻和恶心/呕吐。

（3）肺炎较为常见，严重时可引起呼吸衰竭和肾衰竭，需在重症监护室给予人工通气和支持治疗。

（4）部分病例可无临床症状或仅表现为轻微的呼吸道症状，无发热、腹泻和肺炎。

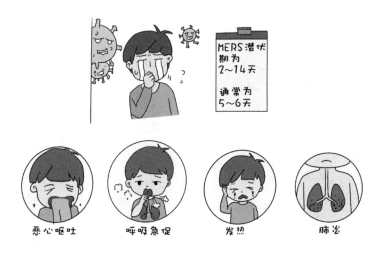

恶心呕吐　　呼吸急促　　发热　　肺炎

8 MERS 患者的胸部影像有什么特征？

影像学表现为间质性肺炎，可包括单侧或双侧片状密度改变、间质浸润、实变和胸腔积液。

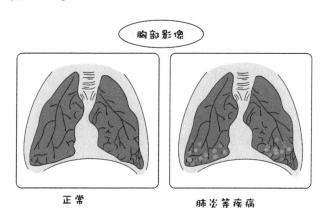

胸部影像

正常　　肺炎等疾病

9 MERS 患者的实验室检查有什么特征？

（1）一般实验室检查主要表现为 LDH 升高、AST 升高，血小板计数减少和淋巴细胞计数减少。

（2）病原学相关检查

1）病毒核酸检测（PCR）。以 RT-PCR（最好采用 real-time RT-PCR）法检测呼吸道标本中的 MERS-CoV 核酸。

2）病毒分离培养。可从呼吸道标本中分离出 MERS-CoV，但一般在细胞中分离培养较为困难。

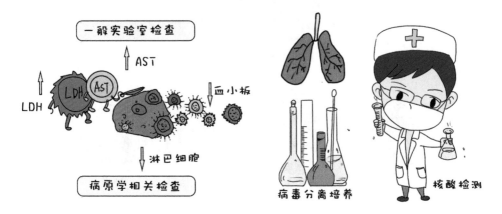

10 如何诊断 MERS？

（1）疑似病例：患者符合流行病学史和临床表现，但尚无实验室确认依据。

1）流行病学史：发病前 14 天内有中东地区和疫情暴发地区的旅游或居住史；或与疑似、临床诊断/确诊病例有密切接触史。

2）临床表现：难以用其他病原感染解释的发热，伴呼吸道症状。

（2）临床诊断病例

1）满足疑似病例标准，仅有实验室阳性筛查结果（如仅呈单靶标 PCR 或单份血清抗体阳性）的患者。

2）满足疑似病例标准，因仅有单份采集或处理不当的标本而导致实验室检测结果阴性或无法判断结果的患者。

（3）确诊病例：具备下述 4 项之一，可确诊为中东呼吸综合征实验室确诊病例：①至少双靶标 PCR 检测阳性；②单个靶标 PCR 阳性产物，经基因测序确认；③从呼吸道标本中分离出 MERS-CoV；④恢复期血清中 MERS-CoV 抗体阳性或较急性期血清抗体水平呈 4 倍及以上升高。

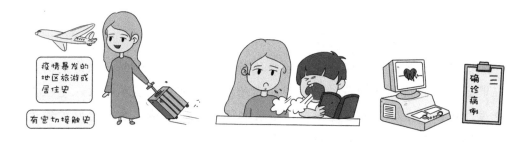

11 MERS 的临床并发症有哪些?

主要临床并发症包括肾衰竭或伴有休克的严重呼吸窘迫综合征。

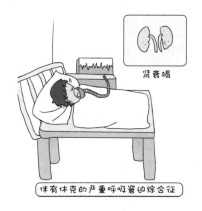

肾衰竭

伴有休克的严重呼吸窘迫综合征

12 MERS 需要与哪些疾病鉴别?

该病需与严重急性呼吸综合征(SARS)、上呼吸道感染、流行性感冒、细菌性或真菌性肺炎、肺部肿瘤、非感染性肺间质性疾病、肺水肿、肺不张、肺栓塞、肺嗜酸性粒细胞浸润症、肺血管炎等疾病鉴别。

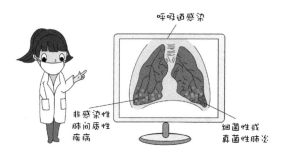

呼吸道感染

非感染性肺间质性疾病

细菌性或真菌性肺炎

13 常用治疗方案有哪些？

根据病情严重程度评估确定治疗场所：疑似、临床诊断或确诊病例应在具备有效隔离和防护条件的医院隔离治疗；危重病例应尽早收入重症监护室（ICU）治疗。转运过程中严格采取隔离防护措施。主要治疗方法为对症治疗，尚无明确有效的抗病毒药物。

一般治疗与密切监测：①抗病毒治疗。目前尚无明确有效的抗 MERS 冠状病毒药物。体外试验表明，α干扰素和利巴韦林联合治疗，具有一定抗病毒作用，但临床研究结果尚不确定。可在发病早期试用抗病毒治疗，使用过程中应注意药物的不良反应。②抗菌药物治疗。避免盲目或不恰当使用抗菌药物，加强细菌学监测，出现继发细菌感染时应用抗菌药物。③中医中药治疗。依据中医学"温病、风温肺热"等病症辨证论治。对症治疗同时密切监测：

（1）卧床休息，维持水、电解质平衡，密切监测病情变化。

（2）定期复查血常规、尿常规、血气分析、血生化及胸部影像。

（3）根据血氧饱和度的变化，及时给予有效氧疗措施，包括鼻导管、面罩给氧，必要时应进行无创或有创通气等措施。

重症病例：在对症治疗的基础上，防治并发症，并进行有效的器官功能支持。实施有效的呼吸支持（包括氧疗、无创/有创机械通气）、循环支持、肝脏和肾脏支持等。有创机械通气治疗效果差的危重症病例，有条件的医院可实施体外膜氧合支持技术。维持重症和危重症病例的胃肠道功能，适时使用微生态调节制剂。

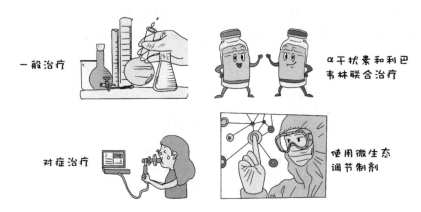

一般治疗

α干扰素和利巴韦林联合治疗

对症治疗

使用微生态调节制剂

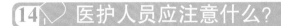

14 医护人员应注意什么？

（1）接触了患者的血液、体液、分泌物、排泄物、呕吐物及污染物时应当清洁手套，脱手套后洗手。

（2）可能受到患者血液、体液、分泌物等物质喷溅时，应当戴外科口罩或医用口罩，并及时更换防护口罩、医用乳胶手套、护目镜、隔离衣。

（3）对疑似、临床诊断或确诊患者进行气管插管等有创操作时，应当戴外科口罩，并及时更换防护口罩、医用乳胶手套、护目镜、隔离衣。

（4）正确穿戴和脱摘防护用品，脱去手套或隔离衣后立即洗手或手消毒。

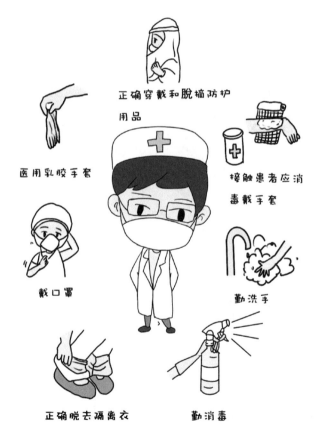

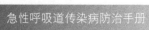

15 普通群众如何预防 MERS？

（1）普通群众要注意不吃骆驼肉，不喝骆驼鲜奶，尽量避免前往牲畜宰杀市场。尽量避免密切接触有呼吸道感染症状人员（如发热、咳嗽、流涕等）。

（2）有中东或韩国等疫情高发区旅游史的人员应主动去医院进行检查。

（3）疫情期间医务人员对于不明病因发热者或有基础疾病的老人应警惕 MERS，做到早期诊断、早期上报。

（4）应保持良好的个人卫生习惯和环境卫生，做到勤洗手，避免用手直接触摸眼睛、鼻或口。建议外出时尽量佩戴口罩，尽量避免在人群密集的场所长时间停留。

（5）室内需要经常通风，每天至少 2～3 次，每次 30 分钟以上。

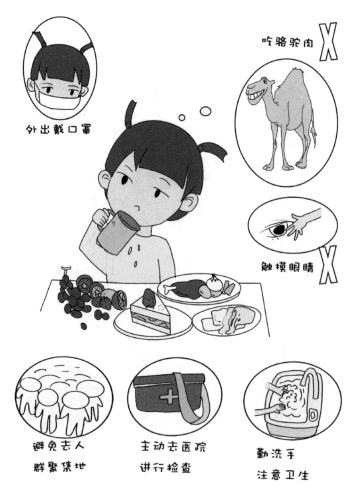

外出戴口罩

吃骆驼肉 X

触摸眼睛 X

避免去人
群聚集地

主动去医院
进行检查

勤洗手
注意卫生

16　MERS 是否有疫苗？

尚无有效的针对该病毒的疫苗。

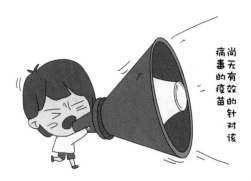

17　熏醋预防 MERS 有用吗？

消毒专家早就做过试验，醋对消毒、杀菌没有任何效果，更不能杀死病毒。熏醋如果浓度过高、时间过长，不但会引起呼吸困难和恶心等症状，还会对皮肤和呼吸道黏膜造成伤害，尤其会导致气管炎、肺气肿、哮喘等疾病发作或使病情加重。

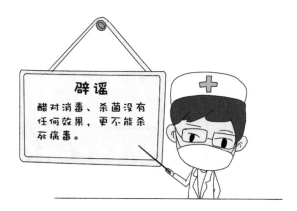

18　日常生活中如何有效杀灭 MERS？

（1）56℃下加热 90 分钟、75℃下加热 30 分钟能够灭活病毒。

（2）病毒对有机溶剂敏感，乙醚 4℃ 条件下作用 24 小时可完全灭活病毒，80% 乙醇作用 5 分钟可使病毒失去活力，含氯的消毒剂作用 5 分钟可以灭活病毒。

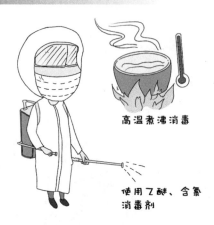

高温煮沸消毒

使用乙醚、含氯消毒剂

19. COVID-19、MERS 和 SARS 疫情的流行给我们什么启示?

（1）对已经确诊的患者进行有效隔离、减少接触是极为重要的，是防止疾病暴发的关键措施。

（2）我们必须加强科普教育，高度重视冠状病毒，加强个人防护，尽可能做到人人知晓冠状病毒的危害性。

（3）早发现、早诊断、早治疗、早隔离，是最有效、最经济的防控办法。

（4）我们要加大科研攻关力度，加大对公共卫生事业的投入，加强抗病毒药物与多功能疫苗的研发，战胜疫情离不开科技支撑。

（5）我们要重视人类命运共同体的概念，疫情无国界，在疫情面前人人平等，只有互帮互助才能共同战胜疫情。

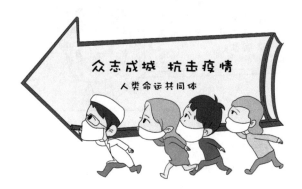

众志成城 抗击疫情
人类命运共同体

（左垿莲　王　刚　何逢玲）